文成天縱

『十三五』國家重點圖書出版規劃項目

國家圖書館藏中醫稿抄本精粹

GUOJIA TUSHUGUAN CANG ZHONGYI GAO-CHAOBEN JINGCUI

張志斌　鄭金生　主編

17

廣西師范大學出版社
GUANGXI NORMAL UNIVERSITY PRESS
・桂林・

第十七册目録

[一] 分卷依據總目録，每册一卷。各卷前有分目録，主要以病分類，然病名或數病同歸一類，今依正文編製實際目録。

[二] 正文脱，當在『眼癬丹』之前。據總目録補。

平遠樓傳秘方（一）

平遠樓傳秘方

該書爲醫方書，清曹雲洲（堂號平遠樓）編。以外科醫方爲主，收方一千七百零六首，約成書於一八四〇年，今影印底本爲清末抄本。

形制

索書號一三一一一四。存八册，八卷。書高二十四釐米，寬十五點七釐米。每半葉八行，行十七字左右。無邊框行格。行書抄寫，書法甚佳。紙封面，無書名。書前無序跋，首爲『平遠樓傳秘方總目録』。次爲各卷分目録，次爲各卷正文，卷首無書名及責任人署名，僅有『北京圖書館藏』一方陽文朱印。書中『玄』『寧』二字缺末筆，當係避清康熙、道光諱，故此抄本當爲清末抄本。

內容提要

該書的書名僅出現在全書總目録及各册分目録之前，無序跋，正文卷首亦不出現書名。《中國中醫古籍總目》〔一〕著録了國家圖書館藏清抄本及蘇州市圖書館藏民國抄本《平遠樓傳秘方》八卷，將此書成書年附繫於一九一一年。在此之前，《全國中醫圖書聯合目録》〔二〕僅著録蘇州市圖書館藏『平遠樓家傳秘方八卷/附膏方/曹氏編/民國抄本』，成書年附繫於一九四九年。兩處所藏書名基本相同，卷數全同，後者注明『附膏方』，此均證明此二抄本即同書。另《全國中醫圖書聯合目録》〔三〕著録蘇州大學醫學院圖書館藏抄本《曹氏平遠樓秘方》四卷，作者曹雲洲，成書年附繫於一九四九年。《中國中醫古籍總目》〔四〕將該書成書年附繫於一九二七年。據上述書名、性質、藏書地點，此曹雲洲可能是《平遠樓家傳秘方》的作者。

關於平遠樓，見《全國中醫圖書聯合目録》著録蘇州大學醫學院圖書館藏抄本《平遠樓醫案》，署名『平遠廬編』，成書年一九二七

〔一〕薛清録主編：《中國中醫古籍總目》，上海：上海辭書出版社，二〇〇七年，第三四八頁。
〔二〕薛清録主編：《全國中醫圖書聯合目録》，北京：中醫古籍出版社，一九九一年，第二九八頁。
〔三〕薛清録主編：《全國中醫圖書聯合目録》，北京：中醫古籍出版社，一九九一年，第二九八至二九九頁。
〔四〕薛清録主編：《中國中醫古籍總目》，上海：上海辭書出版社，二〇〇七年，第三六七頁。

年〔一〕。此書收藏的地點與《曹氏平遠樓秘方》相同，應該是同一個平遠樓。此外，在《中國中醫古籍總目》中，『平遠樓』還曾刊刻過明龔居中《痰火點雪》（又名《紅爐點雪》，平遠樓刻於一八四〇年）、清張志聰《傷寒論集注》（刻於清代，具體年份不明），抄録過顧大田《醫門秘笈·良方驗案》。以上種種記載表明，『平遠樓』似乎是一個清代醫家的堂號，此醫家應該與『曹雲洲』有關。

查曹雲洲，乃光緒間御醫曹滄洲（一八五〇至一九二四，或云一八四九至一九三一）之祖，蘇州吴縣人（今江蘇蘇州），曾編《葉氏醫案存真》〔二〕。其子孫皆繼其業，多有名醫。曹氏世代爲醫，内、外皆精。今蘇州道前街瓣蓮巷四號的曹滄洲祠，據稱是曹滄洲醫館舊址〔三〕。曹雲洲現存之《曹氏平遠樓秘方》應該是其今存的唯一著作。平遠樓或平遠廬當爲曹雲洲堂號。據曹滄洲的生年上溯，則曹雲洲當爲嘉慶、道光間（一七九六至一八五〇）人。清道光間人朱廷嘉，曾從曹雲洲研習外科，亦可爲旁證〔四〕。曹氏的行醫背景及生活年代，與其刻書、抄書的年代相符，因此可以認爲，今影印底本的傳方之人，應該就是清代醫家曹雲洲，其子孫將其秘方繼續傳抄，故名爲《平遠樓傳秘方》。再繼續考察此書的内容，也完全與曹雲洲行醫背景與生活時代相吻合。有鑒於此，該書的成書年可附繫於平遠樓刊刻《紅爐點雪》的一八四〇年。

今影印《平遠樓傳秘方》所謂『八卷』，是依據其總目録所示。正文分爲八册，每册即總目録所示一卷。該書八卷中，有六卷是以病名、病位爲標題，歸納相關方劑，計抄方一千七百一十六首。通過這些標題，可見此書所收方劑主要適應範圍是外科及五官科的癰瘍瘡腫、皮膚科的癬斑疣瘤、骨傷科跌打損傷等疾病，不涉及外感六淫（痘瘄例外）、内傷七情，以及婦幼老年等特殊人群的某些非瘡瘍感染等疾病，由此可知，編輯此書者應該是正統臨床醫家所集的各種藥方，故没有民間普通民衆抄本中常見的符咒、墮胎、春方等内容。

該書部分藥方中出示了方劑來源，取自古醫籍（如《本草綱目》）者雖少，但取自醫家者則有數十家之多，其中標出完整人名者有葉天士、薛生白、沈啓白、陳蕙莊、繆松心、徐靈胎、繆芳岩、高尚翁、劉春塘、馮存仁、馮蘭渚、章逸亭、馬梅圃、金孝文等，僅標姓氏、字號有仲淳、莘田、菊人、菊言、松崖、龍九、湘梅、湘舟等人，多數是江浙一帶的醫家，其中還有記載頗詳的人名，如云『西洋發痘法陳裏一先生』

〔一〕薛清録主編：《全國中醫圖書聯合目録》，北京：中醫古籍出版社，一九九一年，六五三頁。

〔二〕原見張汝偉（一八九四至一九六六）《中國歷代醫史》，此書今未見，轉引自何時希：《中國歷代醫家傳録》（中），北京：人民衛生出版社，一九九一年，第六〇〇至六〇一頁（張汝偉爲江蘇常熟名醫，後行醫滬上，一九五六年受上海市衛生局之聘，任上海市中醫文獻研究館館員，上海醫史編輯委員會委員，有多種醫書存世。其所著醫史書今雖未見，然何時希曾得此書，信不誣也）。

〔三〕唐小祥主編：《蘇州近代建築考》，蘇州：蘇州大學出版社，二〇一六年，第二九五頁。

〔四〕何時希：《中國歷代醫家傳録》（上），北京：人民衛生出版社，一九九一年，第二三四頁。

『伊家店夥胡古愚傳』『京都楊梅竹斜街段家白玉卿鯽魚膏』『三多橋朱氏方』等。從這些人名可以看出，該書的藥方取材極爲廣泛，其中有明清著名醫家之方，更多的是那些不太出名的鄉里醫家之方。這些方劑中，已有效驗的或予以標明，没有試驗過的也偶或注明『未試過』。這些記載都表明了作者確實爲經驗老醫，有助於該抄本藥方的使用與推廣。

此外，該書的卷六、卷八分類法有所不同，或依據功效，或依據劑型來歸納某些外科方。前者如生肌、止血、麻藥等，其中『麻藥』即傳統的麻醉藥，用『麻藥』來歸類有關方劑罕見於中醫舊方中。而『藥綫』『膏方』則是外科常用的藥物劑型。『升藥』『降藥』則是功效、劑型兼而有之的煉製成藥類，均可用於外科去腐生肌。綜觀該書所用方劑，絶大多數簡明有效，是一部頗有發掘價值的醫方書。

著録及傳承

本條前内容提要已述及，該抄本首見於《中國中醫古籍總目》（書序號〇四四五〇）[一]，但另外的標明曹氏編的《平遠樓家傳秘方》八卷則首見於《全國中醫圖書聯合目録》（書序號〇四四四八）[二]，此當爲同一書的不同抄本。以上著録均不明作者爲誰，今考得其編者爲清代曹雲洲，堂號平遠樓，此書約編成於一八四〇年。至於抄本的年代，據其中『玄』『寧』缺末筆避諱，推測其抄成於清末。

〔一〕 薛清録主編：《中國中醫古籍總目》，上海：上海辭書出版社，二〇〇七年，第三四八頁。

〔二〕 薛清録主編：《全國中醫圖書聯合目録》，北京：中醫古籍出版社，一九九一年，第二九八頁。

平遠樓傳秘方總目錄

一卷

廣瘡廣痘　毒

結毒　廣癬

肛梅　便毒

下疳　八角子

二卷

耳　耳菌

耳瘪　目

眼癬　眼疳

櫻核瘤　眼漏

努肉目拳毛　鼻痔

紅糟鼻　鼻疳

髭髮　頭虱

鱔瘨頭　禿瘡

臍　破傷風

三卷

鵝爪風　手足皲裂

癬

雀班

润肌

千日瘡

努肉

咬頭

雞眼

胡臭

汗班

癄

疣目

多骨

移妻

跌打損傷

四卷

濕毒瘡 膏風

膿瘡

黃水肥瘡

浸淫瘡

漆瘡

蜩女風

痘

濕風瘡

坐板瘡

癠瘡

白禿瘡

凍瘡

瘋

白屑風

痘毒

五卷

六卷

七卷

疔　指疔

臭田螺手疔　鵝掌風

甲疽　瘰癧

痰核風痰　痰毒痰核

臀痰石疽　附骨流痰

丹瘤胎瘤　癭瘤

項下癭氣即氣喉　傷寒瘟毒

梅核氣　脚氣

脚風　流火

鶴膝風　漏蹄風

牛程蹇　陰汗

玉门

八卷

膏方

平遠樓傳秘方目錄

翻花疽

肛瘡

脱肛

痔

毒疮

廣瘡癀痘

毒

结毒

瘡疽

○黑虎丹

蜈蚣十条焙 蜘蛛五个 杭粉五钱 百草霜三钱

射香五分 文蛤三钱 冰片五钱 雄精三钱

金蝎七个煅 蝉衣三钱 壁虎十条焙

共為細末

潘資一黑虎丹

辰砂三钱 銀硃五分 腰黄五分 輕粉五分

百草霜二钱 梅片五分 射香二钱 水银五分

青铅二钱 烟红为末和匀

徐云屏黑虎丹 治火瘿痔瘤内

蜈蚣一条 锅内炒枯研末加冰片少许

○○○
黑虎丹列下

公丁香六分 穿山甲六分 冰片亦 西黄亦

母丁香六分 姜蚕六分 射香亦 蜘蛛七个

蜈蚣五条 全蝎七个半 磁石亦 蝉蜕亦

為細〻末和勻摻之

○八將散、

淨乳香三分 淨雄黃三分 射六分 烘蟬衣七分

淨沒藥三分 冰片七厘 炙[illegible]全蠍淨去鹽味七分 山甲七片炒焦

炙蜈蚣葉 焙文蛤四錢

為細末和勻府不可用

○○○劉八將散 提大瘍之毒去腐

大壁虎十條晒 蜈蚣十條炙 蟾[illegible]子 山甲十片用土炒

飛雄黃五分 冰片六分 焙蟬衣半 文蛤十分 打碎

共研細和匀

八將散 一切癰疽不起疔毒不透腐不脫

蜈蚣七條 炙 冰片六分 焙五倍五分 蟬衣七分 去足

西黃六分 射七八分 漢全蠍七分 炙 炒山甲七片 研

為末和匀如長灰色加冰射研匀

龍馬丹 馬兩泉 蓉皆一日一換

海馬一對 炙黃 山甲五分 炒炒 辰砂五分 雄黃五分 存半

冰片少许 射香少许 轻粉少许

为细末掺上

九英丹 外

蜂露房焙研 蝉衣焙研 辰砂 壁虎晒研

五倍子研 冰片 制蚕焙 蜕壳焙研

雄黄 射香 山甲炙脆 蜈蚣

为末和匀再研

九仙化毒丹 治流注流痰阴疽

雄黃半 射香下 阿魏五 杜酥下

草烏五 藤黃半 麻黃三 安桂下

川烏五 生南星五 銀硃三 蜈蚣二條

生半夏五

為細末搽膏上貼腫毒即消

青霞散一應瘡疽潰爛膿多不斂先用豬蹄

湯洗過以此敷之極炅

此方專治潰瘍因血熱肉腐化膿故用清

黛涼血解毒止腐為君乳沒活血止疼消腫為臣寒水石之寒佐清黛以涼血而使不腐枯礬之收澁排膿進毒韶粉螵蛸收濕止膿汁之多而不燥粉霜之拔膿白斂磨冰片之透肌以為佐使諸藥多燥又假杏仁之油以潤之此製方之妙意也

飛青黛一兩　淨乳香五錢　韶粉五錢　螵蛸五錢

白斂五錢　白杏仁去皮尖三錢　枯礬五分　沒藥五錢

寒水石煅淨本 冰片一下 紅粉霜本

共為細末和勻另研匀加入白丁香五分燗加

綠錢半

龍尾散 癰疽腫毒

四腳蛇尾為末水調患處即消但不可

入口入口則不省人事

鎔毒散 一切惡瘡未成可消已成化腐府

毒尤妙

蟾酥一錢　雄黃一錢　杜酥一分　冰片一分

草麻肉一錢　射香一分　牛黃一分　番硇一分

藤黃一錢　巴豆肉半（去油）

為末搽患處頂上膏蓋

肺癰　肺痿

潤金丹

徐鉄人治表叉才內患歲餘寒熱音閃欬嗽極甚右胸旁痛而起歷延曹樂山診再山不效又七月初延鉄人視之云襍藥亂投已成肺痿景云平昔病怯前方已服祥矣視脉細小欬甚于夜吐白沫中血絲間有血點肌肉日削胸脅作疼肺

藏受傷津液日涸昏肺癆之症
不落水雄猪肺一具用童便再以百部之
煎湯和匀灌入肺内榨白用藕人乳汁甜
梨汁青甘蔗汁杏酪各一碗灌入肺内紮住
口罐内用煮極爛淨石臼打爛用元米粉三
合藕粉三合為丸每三錢清晨開水服下
每一料服半月連服七八日癆漸少嗆緩
食加半月後肌肉復癆減十分之七惟昏

微寒热乃与十大功劳露二两再一料痰
痊欬止食旺從此而愈

四仙粥 雨田 療嗽音嗄
官燕半 毫 白花百合半 刮去油落猪膚两
白糯米一撮
四味煮粥調入鷄子清一枚青鹽三下日服

一方
百年陳菜滷飲之

一方
百脚草打汁极灵但人不知此草者多耳

一方
紫口蛤蜊童便研甘桔湯日三服效

乳癰

一方、

馬鞭草爲末酒調塗之

三聖散、石氏 乳上生癰疽

白芨一兩 貝母二兩 白芷二兩

酒調塗

五美散 宏

鮮益母根四兩 黑芝麻二兩 先煅益母汁

根再將芝蔴炒熟同研細麻油調塗

患處

一方

煅貫仲末酒調三錢

斑龍丹 乳癰初起腫脹疼甚寒熱未成

俱效 鹿角三寸研爲末用煅稍紅研末用

只附湯泛丸每服三錢或半燕尿酒下食

後熱汗一茶鍾下卧時服

五英散 乳癖張松珍夥之妻患乳癖用此而愈

五倍末半 雄黄末半

化堅丸 秘方 乳癰腫硬及乳癖立效

石首魚背上之鰭七錢 煆末 小青皮之矣末

和白水泛為丸每服五分

小青丸

不炒小青皮之或弗切曬研末酒下數日愈

○三香散 華田 乳癰

射干 以上貫換右上六分 生乙 附子 蒲公英各

〇踈肝清胃丸

夏枯花 連翹 蒲公英 白芷

瓜蔞實 炙草 廣皮 乳香

漏蘆 銀花 紫地丁 土貝

茜草 兩頭尖 甘菊 橘葉

山慈菇 淨沒藥各分

為末夏枯汁丸每早

六安丸 一荸田

焙當歸兩 廣皮兩半 淨没藥一兩半

全六安兩 楂核一兩半 淨乳藥一兩半

為末 楂葉公英湯泛丸 每服五錢[illegible]

廣皮湯下

一方

牡蠣兩 童尿煅 蒲公英兩 川貝一兩

生香附一兩 楂核一兩 蒸汁丸 每服三錢

乳癰散 治乳癰乳麻未潰即消已潰即斂極

其效驗試過

焙炙附子 白花乾蓮房子 精焙

共為細末每服半福珍酒下極效如不

喫煮酒煎水送下

一方

生半夏蒡末每服半福珍酒下極效

牛黃膏 照之膏上水安息香鋪草貼之

乳岩　乳麻　乳庆

西黄丸、

门见丸散

熏风散、乳岩温酒调治痛先刺醋调敷糊

南星一斤为末

乳岩丸、

生蟹壳砂锅焙焦为末每二酒下日二服不

可间断或活丸

定岩丸　乳岩潰爛亦治乳癧吕人驗過

兩頭尖　土楝實　露蜂房

燒存性取末三錢和勻每服三錢酒

下間兩日一服

一方

水仙根葉打爛塗

一方

天　乳中結核二三月或半年者

生鰉魚結取下八兩洗酒乾炙脆存性為

末小青皮炙脆為末一斤和勻每服方

水泛丸服四五次即消

乳痰丸　乳中結塊

製南星兩　川貝母兩　連翹半兩　瓜蔞兩

甘草節半

為細末泛丸

三々丸　乳上生痰癰疽

白芨兩　貝母兩　白芷兩

酒調塗

三香散 一葦田 治乳癰因射香貴換木香兩

射香二 生香附兩 蒲公英兩 為細末

吹乳腫痛

山甲兩 木通兩

為末每服二錢酒送下

翻花疮

龙井散　治疮出血反花

桂元肉核打碎为末极细细末水汗少许

掺之

平肉散　刘

见努肉门以末掺之膏盖

一方

蜘蛛丝用合线在菌根收之渐渐紧数

日露下再以烏梅炭下冰片少許香硇下

為末搽之

息努散 華田

見努肉門以末搽之膏蓋

肛癰

。坎宮錠　治肛癰腫痛初起以此藥磨塗

之即消

見錠子藥門

肛漏方、

先以銀絲探入孔内通則肛門而出或一

日二日而通或探之三四日半月一月方

通一則在肛内一則在肛外探入銀絲、

取如一粒桃尾如引線底腹穿絲在下
先從瘡口探入再以銀絲作圈自肛門
探之候圈套住前銀絲桃以即將圈
引出桃以銀絲并將線帶出將線穿
肛內外瘡口紮住日日收之候割用生
肌藥摻之朱庄濤滄溪以此擅利

藥線方

熟絲釘在板上取大蜘蛛一个將腹絲套

在釘之兩頭候將再取别个再套然後
合線用之
肛漏掛綫生肌散 劉五本
禿龍骨半 陳石灰半 兒茶半 象皮一兩
松香一兩 為末
潘滄溪挂線法藥線方
先以銕花線剪斷兩頭用針之在板上取
大蜘蛛一个鉗住將腿套在花線上候

完再取一个照旧然後將線合好再以芫

花壓錢煎湯汁同煎線晒乾候用

銀丸式、

先以銀 探入肛漏内順灣送肛内而

出即將線縛在銀丸孔内取出打结墜

一文錢漸〻而割

閉管丸、羊田

胡連半 炒槐半 石決明半鹽水煅 象牙屑研半

蚕繭末廿个炙末

共為末熟蜜丸桐子大每五或臨時服者

寒水石高尚末

寒水石末兩 蜒蚰三條

將蜒蚰入石末拌和晒乾研末再晒乾再

研入冰片塗之

拔管散 有人生肛漏十餘年用此而愈

土姐〻一名水老鼠在水泥田中如蟋蟀收
放陰陽瓦上炙為末加冰片末放瘡口外
以膏蓋之

一方

紅棗去核將人指甲入內以髮紮好煅炭
色黑存性研末入管內以膏蓋之

拔管方〻

淨乳香〻半 冰片不 射香〻下 阿魏〻下

腰黄半　净没药半　硃砂下　三仙不

饭打、来

脫肛

收肛散：脫肛諸藥不效，用此散。以防風、升麻各五 煎湯涓揉之，即收上。

一方：

熟地五 烏梅三

為末

一方：

五倍子煎湯洗，赤石脂末少許，芭蕉叶上擦

之漸々托入

元英散一 简明 久患瀉利後此者多

先以五倍子末朴硝分荆芥分

井水煎熏洗再以五倍子末敷上頻托之

或麻油调

龍二散一 小兒大腸患者脱肛

龍骨兩 没石子兩 粟壳兩 蜡炙

赤脂兩 煨诃子兩 去核

為末米飲調食前服一半麻油調塗之

一方（簡明）提氣散數

橡斗子（煆存性）為末摻之托之

二靈仙（簡明）久痢滑腸胃虛脫肛

煆龍骨半　煆木賊各等

元圭丹（諸仁庵）

敗鼈明　五倍　氷片　文蛤

為末麻油調肛明日再換

木别散、肛门腫痛

木别末醋調塗

脱肛方

五倍两　百草霜两

為末醋熬膏敷之即入

一方、

草麻子打爛貼於頂上其肛自收俟收即

去藥

一方：
先以荆芥香附五倍蜆床煎湯洗之後以
赤石脂　鼈頭炭
為末放芭蕉葉上托之入

一方：
大腸虚冷肛墜不收
煨蝸牛五為末猪脂調敷立縮上棗樹上
更妙

松心方

煆蜣螂入冷水少許 搽上托入

繆松心洗方云極靈、

草麻葉煎湯洗并坐湯中尤更妙或用木

别用四五枚打如泥入木盆中滚湯沖動

洗之揩乾另用末少許塗患處

一方、

白凡 五倍

為細末吹末打嚏二三次即收

一方、或因便秘用力而脫肛寸許先以藥水洗後以田螺鮮者去殼打爛塗之半刻即收上

痔

一方　西洋薄荷油搨痔極灵

〇仙合散蘭　亦治產後脫肛

五棓末麻油調或米泔少許或以醋調先以

槐米水洗

〇收痔散華田　痔腫痛

大五棓一枚入荔支草陰乾填滿濕草

紙包煨片時取出候冷研細每一錢加冰

片少許原方另輕粉三錢

○一方

通州眼藥塗之

雌雄散

一切瘡漏不斂者尖者五枚圓者五枚爲

細末作七丸碗覆濕處勿令乾每以一丸

唾化貼之其瘡即止一夜一丸即消

痔漏升药

川五棓一个　水银钱　绿矾几钱

用傾银管子二只合药在内用黄泥封

固入炭火升炷炷为度候冷开看五色

者佳再加辰冰片共为细末用

〇鳖甲散一華田

大鳖甲一个　番木鳖二个切烧　熊胆一下

冰片卜　冰片用螺水调敷加上芦荟一下

木鱉一个　名清痼丹

一方

水眼藥三下　安化茶三下

打爛塗癬　俟自然落下永不再發

徐靈胎痔漏搽藥

蚕繭衣三錢炙焦　炙螻中蛄中三錢　青黛三錢　冰片三下

共為末和勻　內痔田螺水調塗肛門口指好

漏深用桃條將藥用糯米漿打成線合綁

插入管内一日一換

去痔藥線、

芫花根入土者不拘多少净臼内打爛繳

添水少许绞汁於銅器内熳火令線煎膏候

成將藥取起繫痔再以膏貼痔、候帋疼

以帋沾膏入痔内永绝其根

龍射丸、沈居白治臟收入内有疼痛以此塞

入穀道内三四日痊止疼收功内痔腫疼

六厘

竹黄　牛黄　淨乳香　輕粉

蜒蚰　淨沒藥　冰片　薄荷

右為末蜒蚰打爛為錠枣核大再研冰

片為衣臥時一丸入穀道內七夜為止除

根不發

牛胆膏

冰片下　雄胆下　田螺肉两个　橄欖灰半

蝸牛分 朴石硝下

先將蝸牛螺肉打爛調入藥末浸一夜

水調塗之無不斷根

痔漏方

硫黄半 雄黄分 辰砂分 水銀分

青鉛半 溶入水銀

如升法升之升成研細末其色黑

護痔膏 用此藥圍護四边好肉方可上枯痔散

白芨二钱 石羔二钱 川连二钱 冰片二分

射香二分

為末鸡子白調膏塗好肉上俾不致枯痔

散傷及好肉

枯痔散一名痔神方

红砒用瓦上煅烟將盡取淨末 枯凡一钱 煅乌梅二钱

研極细末用時以口津蘸药于痔身

痔頭上搽擦一日二次初敷不腫五六日出

臭水瘡痔自乾枯，輕者七八日愈，重者半月

生肌散　痔瘡生肌

煅甘石　兒茶　淨沒藥　水粉

掃盆　淨乳香　珠子　血竭

龍骨末　炒象皮　西珀

為末

枯痔方　胡

明凡末　白砒末　同煆候紅烟盡取出

石羔　月石　緯丹　冰片

右末麻油調塗

一方

明凡两　信石钱　辰砂半

研極細先入信次入明凡候乾用凡研細入砂少許以唾調稀塗痔上三次一日候二三日後水乾减凡加砂

一元散

蟯蛕一个　陰干入冰片少許

為末紙撚蘸末入孔内漸漸生肉藥自退出

自愈

咽喉毒腐

○府蝕玉寶丹、刘毒結在喉口府去馬府

珠子分 炒蒲黄分 白霜梅二分 煅去核穿山甲分

飛黛分 煅青果核灰分 元丹二分 明凡分

雄黄飛分 人中黄分 梧桐淚分 內金二分

西牛黄二分 兒茶分 漏芦分

共為末極要細和勻再研

瑶珠八宝丹、刘

瑶珠散　炙内金三　飛辰砂三
煅龍骨四　冰片八　廣珠八
象牙屑三　西黄八
共研極細無聲為度和勻再研苦了
茶漱口吹之

結毒珠黄散、毒結于喉已去子者
西黄下　珠六二下　煅中白青　辰砂才
冰片下　月石青　乳石才　雄黄才

射香亦是茶方

為末吹之

○金丹　華田

見咽喉门

紫金丹

見結毒门

廣瘡廣痘毒

甲木丹、

木鱉五个　胆凡少许

為末點之

金石散、

煆石羔九半　黄升藥半

為末黄連膏塗之

梅瘡方、

烟番鳖末猪胆汁调涂面上更妙

掃毒散・廣瘡癬

大活蚌一个泥裹烟枯去壳存性为末半　三仙丹

和匀黄連膏调搽

五宝丹陈刘・梅瘡重者服二下

乳石二下　辰砂二下　西珀三分　冰片五分

珠子二分半

为末每服五分土茯苓一觔汤十二服盐

湯下　忌鷄牛肉房事　服完前不忌

珠黄散　一　葦田

飛辰砂五　乳石斗　珠子末　冰片五

西珀末

各研再共研勻　每日用飛羅麪五　土茯苓四兩　煎濃湯分二次冲送

小兒七寶丹　一　葦田

西黄七厘　西珀五分　煆中白半　飛辰砂下

乳石五分　川貝五　珠子六下

為末每二分　麦桔湯下

玉液丸　譚天球

牽牛二两　大黃二两

為末粳米打丸每三錢

七宝丹　华田

西黃　冰片　辰砂　西珀

甘中黃　珠六　乳石

右為細末和勻再研每服半兩麩半
土茯苓湯下
萆精丸 一 梅瘡 忌塩醬茶醋鷄鵝鳥 蝦蟹魚鮮等物
土茯苓 磁鋒刮皮打 四斤 當歸身 猪胰子 十付
防風 兩 首烏 不經鉄器木 棒打碎 兩 銀花 兩
荊芥 兩 肥皂子 九十立
為末丸每壹兩每日空心暖服土茯苓湯下
○貴金丸 一 患毒橫痃

生军十两　白芷四两　为末泛丸

○四消丸 刘 治濁便毒

滑石四两　生軍二两　淡芩二两　黑丑二两

白丑二两

为末泛丸

○琥珀蜀錦丸 一 瘰疬热结便秘

生军二斤　陈酒一斤　二味浸透

○戊己丸　毒

冬笋黄泥丹 飛淨 生軍丹 為丸

。三黄丸、亦治結毒
黑大豆 大黄 甘草
為末水泛丸 淡竹葉土茯苓湯下

十宝丹、專治下体毒
西黄三下 净乳香才 血竭才 西珀才
珠子下 飛辰砂才 雄黄才 甘中黄才
没石才 射香六下

為末加冬米飯半打丸每卜土茯苓湯下

。八宝丹、

西黄卜　飛辰砂钱　制甘石半

珠子钱　净乳香钱　西珀钱

飛麪五　净没药钱　冰片卜

每服四分土茯苓下

媚川散

蚌壳末九半　轻粉五　和入麻油調

五宝霜　楊梅諸瘡

水銀兩　雄黄錢　白几錢半　緑几錢半

辰砂錢

升法升之候好刮取每以三錢乳没各五

錢搀太乙膏上貼之絶妙

梘蒁丸沈硶白　梅瘡下疳神方

新蓮蒁不必炒爲丸清酒下三錢或滾水

盐湯下亦可

廣痘膏

杏仁末 胆凡卜 銅录卜 血竭不

猪髓打爛油胡打膏點之

柳翠散 瘡痘係廣者

楊柳叶芽打爛末粘丸服之腹泻毒

泄或多

長樵年患目赤毒火上攻

龜板 珠子 辰砂 雄黄

葉半帆八宝丹　治毒

西黄卜　辰砂三钱　珠子三钱　射上六分

西珀三钱　乳石三钱　净没药分　乌药三钱

净乳六分　滑石三钱　轻粉卜

共研极细末無声為度每服卜　黄米饮汤下

化邪丸　治白便毒下疳梅疮二便滞秘

大黄三钱（酒拌）　飞滑石五钱　土苓三钱　炒黑丑一分

為末和丸桐子大每服五十丸白汤下

解毒丸

龟板一斤分 石决明一斤分 二味白占矣 珠子钱

雄黄钱 净乳香钱 净没药钱

为末服

五虎下西川

炒全蝎十个去足 炒山甲米 蝉衣去 独活钱

蜈蚣五条 僵蚕钱 生军钱

为末蜜丸

龜靈丹、治結毒極惡另服五寶丹

大活龜一個泥固煅 土苓十斤

切片為末熬膏為丸

皓亭膏、自驗過結毒爛鼻上腦已洞穿鼻

將去者白鶴花一瓣醋浸煅飯上取出貼

腐安即可不損

結毒方、神效其分量隨症以意會之

生軍 黑梔 大黑豆 西黃

生綠豆　赤小豆　肥皂子　雄黃

珠子

煉蜜丸桐子大每五開水下

絳珠散

滴乳石三　淨乳香五　淨沒藥五　辰砂八

冰片下　西珀下　牛黃一下　珠子下

射香一下

為末每服五厘用炒麵五下土茶湯下

〇五宝丹（刘陈）遗毒杨梅结毒

珠子七下　乳石七下（甘草水煮）　飞罗麪（炒）七下　西珀（炒）七下

冰片下　辰砂乂下

共研极细和匀再研　每服三四分　土苓汤下

〇紫金丹一

石决明（童便浸煅红淬三次研细末另）　炙龟版（刮去皮去酥炙行研研末另）　飞罗麪　辰砂（另为衣　水为末）

为末丸用冬米饭　每服二钱　土苓汤下

登瀛丸

土苓一两　银花二钱　人中黄二钱　花粉二钱

绿豆二钱

忍冬藤汤泛丸

珠黄九宝丹刘

治下身结毒即十宝丹

西黄半　上蝎二钱　辰砂二钱　雄黄二钱

西珀屑二钱　滑石二钱　生艸二钱　珠子二钱

乳去油　二钱　射香半

为细末黄米饭丸每服四分土苓汤下

神效總要方 廣瘡結毒爛鼻陽物損

乳石 煅龜版 象牙屑 珠子

枯凡 净没药 西黄 白占

蛀竹屑 净乳香 槿皮炭 性存

結毒方

羌活下 山甲炙 砂仁五 猪胰子二个

牙仁吹口药 八之三

青黛下 煅中白下 煅月石二下 龙骨二下

氷片 五厘

研細ニ末吹之

又吹薬　服薬後傷舌腫牙口碎煎方八之四

銀花 [illegible]　吉梗 [illegible]　甘草 [illegible]　緑豆 一合

元参 [illegible]　葛根 [illegible]　煎服

紅膏薬 八之五

黄占 [illegible]　元胡索 [illegible]　又云鉛粉　収口薬 [illegible]

猪油 [illegible]　氷片 下　成膏攤貼

收口藥、八之六

淨沒藥末　珠子末　煅寒水石末　兒茶末

掃盆末　淨乳香末　赤脂末　螵蛸末

冰片下　龍骨下　為末

將前藥末加靈山柴下

一方　服之即活

桃花瓣　白麩

為餅蒸熟打丸

平仁方八之八 二仙散

掃盆末鉛粉早用水調勻塗碗底下用艾熾烟蒸乾收下加冰片硼礬收貯

癰凸先以花椒湯洗拌乾將黑膏加紅粉霜掺貼之癰將紅膏藥加二仙散掺上貼之結毒愈矣

楊梅癰痄結毒方

炙牛角末　炙羊角末　炙山甲末　角針末

生軍 十方

將山甲二角濕時綿包裹煨焦取淨末同角

刺大黃和勻每早翦者至紹酒一斤浸宜空

地俟完以土掩之間兩日再服甚者三服效

後服珠黃十宝丹

廣癬

青效白燕散　患此歷二三十年者亦效

白蘚皮錢　木槿皮錢　川槿樹皮錢　海桐皮錢

斑毛六十个　石燕一对　烧红醋淬七次

入火酒一斤浸七日每日搽之

劉氏方

川槿皮錢　防風錢　海桐皮錢　荊芥錢

生半夏錢

為未詞塗

肛梅

○肛梅八宝丹、即湿八宝丹

红升药三钱　煅甘石飞钱

为极细末，和白黄连膏调涂之，极灵，搨之

时初次觉疼，以后即不疼

○肛梅膏

大蜈蚣廿条　松香十两　青光布三尺

捲紧扎缚浸入麻油二觔斤浸七日烧滚清

油俟冷塗之

四靈丹 萬人

射〻六 下 雄黃 朱 埽 盆 子 蛻 從 形开

濕者乾摻乾者黃連膏調

便毒

。退毒丸：

木猪苓二两 锉炙微黄　山甲半 蘸醋炙

为丸服，每服三钱，食前老酒下

。大生丸、草田

穿山甲一两 土炒　雄黄半

研末蜜丸，辰砂为衣

消毒化脓丸　刘

鱼口便毒结肿小水涩滞

歸尾半 角針半 土貝母半 淨乳香半

石決明煅两 大黄两半 紅花半 蘇木半

姜蚕半 連翹半 牽牛两 山甲半

水泛丸 辰砂為衣

一方

地榆炒 土炒山甲研三片 忍冬藤两

水煎四服自消如已色紅熟腐加生芪半

白芷半

一方　炒黄五倍為末入百草霜等分醋調塗一

日恒卯消

牛黄救苦錠

辰砂ㄋ　牙皂　冰片　射六

雄黄各　牛黄　藤黄　杜酥

為末打錠

消腫散、　横痃未成全消

牙皂半 藤黃五分

為末醋調再加射香

化邪丸 啟白 便毒初起腫痛下疳梅瘡大小便秘

黃芩三錢 炒黑丑四錢 大黃三錢 酒拌 飛滑石四錢

為末丸桐子大每五十丸白湯下

九靈丸、魚口便毒

生軍三錢 製蚕三錢 牛膝五錢 銀花五錢

歸鬚三錢 朴硝三錢 山甲五錢 白芷五錢

乳香末
研末為丸五更時服至未潰即消

下疳

珍珠散、華田 蛀疳瘡沈歛白 新肉已滿不能生皮

珍珠五 青缸花八 輕粉五

為末摻之

百合散、治下疳濕瘡

川柏末 去粗 五 蛤粉 煅濕 五 和匀

下疳散、繆松心

川柏 黃芩 珠粉 冰片

官粉 為末掺求

三灰散 沈磘白陰瘡

鹿角灰本 雞內金灰五 紅絨灰卞 冰片卞

射香卞 輕粉卞 珠子灰卞 兒茶卞

川連五

為末掺

白金散 掺下疳

三黃 煅石膏五 冰片卞 輕粉卞 研細蒸三次

平肝散

煅甘石五 川連五 淨乳香五 冰片下 血竭五 輕粉下

為末 鮮小薊骨皮湯洗後摻之

集靈丹 先以泔水洗後摻之即愈

輕粉半 冰片下 官粉二下 墻上白螺螄殼半煅末

共為末

九轉如意丹 回 下疳爛 治如神 并治小兒赤遊

爐甘石半　上碭本　兒茶本　輕粉本
辰砂本　淨乳香本　淨沒藥本　冰片本
爲末先以側柏葉湯洗以麻油調

神請丹　神效
冰片三分　輕粉三分　煅中白本
研末麻油麻調或摻

鳳胎丹一
鴨蛋殼煅　研細々末油塗之

掃疳散　下疳瘡搽少許先用柳叶湯洗一方

無香則輕粉

白螺壳ナ炙研　青果炭卞　冰片二元

元丹卞　番鳖烟卞　輕粉卞

白凰丹一

陳鳳凰衣　白螺螄壳　男胎髮灰等分

為末洗後搽

一方

五棓子一个入兜茶于內裝滿外用濕草帋
包煆末加冰片少許

鳳䏲丹　下疳腐及諸瘡不收口

抱鴨卵殼煆存　川連才　輕粉本

爲末蔥過洗油調之

鳳衣散　爲末摻之

鳳凰衣才　爐甘石本　青布灰才　珠子本

兜茶半　輕粉半　韶粉三　胆汁拌川柏半

象皮散　治下疳久不痊

橡斗子二个各盛满黄丹相合以乱发紥定

烟烟为度二为度研为末先用葱白汤洗次上

药甚者一二次愈

一方　石花　广毒

龟版末猪胆汁涂之

一方

生蒲黄末麸小蓟汁调之

珠珀散蕙庄下疳

珠子下　西珀五分　川柏分　熊胆下

血竭下　轻粉下　射香五分　净乳香下

儿茶下　冰片下　净没药一下　炉甘石分

为末和匀

一方

珠子一下　西珀一下　轻粉五　赤脂一分

儿茶一分　雄黄一下　人指甲炙黄

為末摻之

一方

炙不落水雞内金一个加氷片五厘摻水

一方

下疳惟有用烏梅肉包橄欖核在内煅枯

几性存為末加氷片摻之

一方

煅象斗子為末菜油調塗下疳先以泔水洗

四粉散

一方　兒茶末　川連末　輕粉三卜

為末乾摻如神

下疳腐方

煅南蛛子末　冰片五厘　麻油調

一方

旧傘紙灰出火毒敷之乾則黃連膏調敷之

丹桃散 下

红褶子煆黑 樹上乾桃煆黑 煆甘石童便淬七次煆干研末等和匀

臨用加冰片少許

翠柳散

冰片 珠子 青果核七个煆 壽星眉十張

先將米泔水洗淨以此摻之

下摻珠珀散

珠子二下 西珀二下 五倍卄才 面粉水飛二下

飛滑石 研細末摻之

珍貝散

煅貝子五个 研末摻之或麻油調

連珠散

川連三 蚌粉蚌殼煅三 青黛飛三

研末和勻摻之

一方

血竭五 煅甘石五 珠子分 冰片分

轻粉下 橄榄核煅下

冰螺散、

煅田螺去壳用内肉灰加冰片掺之

一方 蕙

人中黄煅 冰片五分

研末上三次

止腐方

炒黄五倍五 炒川柏五 轻粉钱下 冰片二下

爲細末摻水

一方

先以茶茶洗净摻水

五倍一个去頂入研細砒仁一个仍以頂蓋

上色好濕遂入火煨爲度勿使烟出取起

研細末塗患处原方砒仁三粒愚嫌太烈

故減之

一方

雄黄一两　川連一两　爲末麻油調濕剝乾摻

一方 煆大訶子為末入射香、先以米泔水洗後以末調塗之

五珍散、甘草水洗淨搽之

川柏猪胆润黄二錢 煉白螺螄壳煆存性研末二錢 兒茶二錢

掃盆二錢 煆橄欖核二錢

為細末

下搽五宝丹、堅爛

雄黄末　川柏末　冰片末　川貝母

白螺螄殼末　以茶下

為末和匀

下疳散

白螺螄殼半煅　寒水石煅研　青果核煅末

冰片少许

為细末

五倍子　廣糖麻油調塗之

飛辰砂半 黑鉛半 水銀五 明凡五

火硝二五半

為末照常法升之用甘草湯飛過

烘乾去火氣一夜再加配藥以斤用

大成丹 沈君白 一切痛瘡久不愈

珍珠三 血竭五 如痛加此味 象牙屑五 煅童便淬 熱甚加之

冰片三 射香五 西黃 熱甚加之 辰砂五 飛

煅甘石三 童便淬 腐甚加之 飛黛五 熱甚加之 掃盆五 如爛用此味外

淨沒藥末 淨乳香末 兒茶末 龍骨 少許 焙研

枯礬 少許 癢甚加之 大土鱉 三個焙 痛甚加之 煅龜版 一個或鱉版煅 腐甚則用

為末乾摻 或人乳調摻 形大者以生肌膏蓋之

通妙散 高尚翁

煅甘石 醋淬五次 研 兒茶 多不宜加之 則結痂 冰片 末

為末麻油搽患處 蔥白洗

神效丹 下疳腫痛 紅腫已止而腐仍不止

煅中白 卜 掃盆 三分 冰片 三分

研细末掺之先以甘草汤洗

平穢散 松崖

瓦楞子煅末 五倍子煅末 儿茶末 冰片下

為细末先以荆芥防风乌药地榆苦参

等分洗之然后以末药敷患安

一方 淮

黄花蔷薇叶末掺之

一方

煆田螺殼　輕粉少許摻之

一方、田雞皮煆　冰片少許

為末和勻

一方、小兒陰腫大

月石下　冰研塗之

銀牙散、毒瘡不收口

煆人牙三分　冰片下

為末吹之

冰射丹一

冰片 射香 烟田螺 轻粉少许

為末香油調塗

海螵蛸散一

海螵蛸不必浸烘 人中白等分 冰片少许

為末先以甘草洗熏後以此药掺之

文蛤散一

包治下疳腫脹

五倍木煅　文蛤开　氷片少许　蒲黄麸半
為末摻之如乾以麻油調搽加製甘石

蟹臍散

煅蟹臍下　炙肉桂下　氷片三分　水粉下
珠子扁柏葉煮過焙黄色下

鲁府丹

煅珠子木　血餘灰木　氷片木　人指甲煅木
趾甲煅木

為末摻之

玄水丹、下疳

鮮豬皮 新瓦上焙黃色 鳳凰衣錢 炒黃 苦參末二分

兒茶錢

為末先以苦參煎湯洗然後敷之一次即愈

烏象散、 雞膯疳魚口陰戶中爛

象牙屑二分 兒茶二分 珠子二分 冰片二分

淨乳香二分 搽面粉五分 墻上白螺螄殼 洗煅淨末五分

為末米泔水煎滾入雄黃末湯淋洗下

疳然後上藥三日愈

○下疳五宝丹

飛青黛卜　以相二卜　氷片五分　兒茶二卜

生石羔卜

銀粉散

好錫六錢化開下辰砂末了傾匀拌砂

枯去砂留錫再化開投水銀再和匀傾

出晒用杭粉再研細鋪夾紙手捲成一条
一頭點火燃至紙將為度吹去灰用粉加掃
盞再共研自用甘草泡搗乾摻上

○方珠散 末 下疳爛
煅活蚌為末研飛乾摻或麻油調另入冰
片少許

○青雪丹 等分 治下疳乾摻之不必貼膏
煅甘石再 人中白飛 水片少許 或加 飛青黛等

輕粉分 爲末

氷石散、

氷片分 煅甘石錢 五倍錢 川連半

爲細末

蒲倍散、包皮下疳腫甚

焙五倍兩 雄黃錢 生蒲黃錢

珠粉散

川連 煅甘石末 生石膏末 官粉末

氷片外　珍珠下

為末冷茶洗上

一方

没石子煆存性為末

三珍散

墻上白螺螄壳下 煆研　上好甘石眼藥外

氷片下　飛青黛下　青魚胆二个 陰干

為末搽之

烏粉散　下疳

白螺螄殼灰一錢煅去泥存性　川柏半煅炭　兒茶半

川五棓炭一錢　輕粉八分　元丹半

西黄五厘　甘草灰半　冰片五厘

為末土茶洗摻之

丹石散　莖爛

辰砂一錢　兒茶一錢　外丹八分

煅甘石一錢　冰片八分　輕粉半

為末先以銀花甘草煎湯洗

瑤珠散劉 下疳并治結毒成腐

西黄下 冰片下 珠子下 龙骨才

辰砂下 陈廿葯下 飛瑤珠才 象牙屑下

為末擦之去廾丹点治㾬癬若丁茶嗽口吹之

珍珠散

煅珠子才 冰片才 人指甲煅才 趾甲才

血餘炭才

為末摻之

一方

醋浸五倍煆乳再浸焙乾存性為末加冰五

厘苦丁茶湯調即消

連粉散　米泔水洗揩抹上立效

製甘石錢　輕粉卜　川連錢　冰片下

乳香錢　血竭錢

平肩丹　天

兒茶半 煅甘石三 冰片下 赤脂五

飛青黛下 青果炭五 淨沒藥五 青魚膽二個陰干

為末摻之

一方 雞膯下 麻一 皮下 麻

翠鳳丹 菊叶汁調即清

一方 為末乾摻

鳳凰衣三 白螺螄殼三 兒茶五

煅甘石半 滴乳石三 辰砂三

血竭末　輕粉末　氷片少許

珠子八　為細末

韻眉方一

杉木炭末　銀硃末

為細末和匀麻油調

一方一

橄欖核炭　白螺螄殼　輕粉

兒茶　氷片

為末麻油調濕者乾摻

一方

冰片分 川連半 五倍半 煅甘石半

雙甲散：下疳腐

煅珠子下 煅血竭下 人指甲下 趾甲煅下

為末摻之

五龍散

血竭卞 飛龍骨卞 乳香卞 沒藥卞

咒茶三下

為細末搽之

木鱉散

番別一个 冰片一分

為末搽二三次愈

八角子

一方、白果肉打爛擦之

一方、桃仁打爛塗之

平遠樓傳方目錄

眼漏

努肉目拳毛

鼻痔

红糟鼻

鼻痈

髭髮

眼亂

鐥𤺋眼

耳

耳痔方

石綠半 白芷半

為末和勻麻油塗之先以甘草湯洗淨

揩乾

月蝕瘡方

燒青蒿梗為末摻之

又方

以連末　為末塗之

蟾兔丹

兎屎入蝦蟆肚內燒末油调

一方大小敎　耳熱腫痛

大黃末　木鱉子　赤小豆末

為末油塗

耳菌耳癰

掃菌散　耳菌極灵

番硇才　雄黄亍　明元牛卜　原方無冰片口之

輕粉亍

筆蘸藥點日五六次即枯

瑯玕散　耳菌

銅綠才　番硇一字　明元牛卜

研細末敷之

一方

白矾末 雄黄各一钱 绿矾五 冰片三分

为末点之

青荷散

橄榄三个 冰片一钱 蒲黄麸本

先以生捣荷叶汁洗净耳内然后以此

药吹之立愈

翠竹散 耳内出水

新箬葉煆存性吹之即瘥

○吹耳散 水潑粉搽顱

月石五 冰片少許

爲末和勻吹之

目

光明丹

頂甘石揀白色者每一斤童便浸四十九日煅紅浸乾
童便煅成白色

甘草二分　淡芩末　北辛分　防風分

荊芥分　薄荷分　小生地二分　白芷分

當歸二分　木賊分　龍胆二分　赤芍分

羌活分

黃連汁將甘石煅紅收乾再煅甘石復白

色淺研極細飛晒磁瓶貯每研五錢八

飛辰砂二下冰片外用

眼藥製甘法

龍丹

用上好甘石一斤打碎綠豆大入銅鍋內將便淬

二指深桑柴火煮口辨有鹽味方製選四兩

不丹號龍丹作法

五寶法

用前丹過甘石粉四兩研末號五寶作法臨用

洗洎法

前甘石粉五兩研末用後藥煮

槐角　荊芥　茺蔚子　羌活

連翹　千里光　赤芍　藁本

豬膽　蘄艾　薄荷　蒼耳子

川連　紫蘇　防風　藁本

桑葉　牛蒡子

諸藥各三錢鍋內熬汁去渣又將渣水煎候冷

飛霓滀甘石熬乾又入生姜汁三錢焙乾號

霓滀作法聽用

真正龍砂

又將前選出四兩龍砂用千里光蚕砂桑

柴灰各二升以童便燒讓淘濾用皮帋托

着又以童便燒滾滴汁二三碗入甘石在

汁內以鑵封口煮大半炷香冷取出號真正

龍砂聽用

對眼藥法

龍砂貝乍下　兎滴二下　五烹下　冰片下

共研點一切雲翳赤目赤障

鳳翎作法

兎滴　龍砂耳共合一安所用　荊芥　薄荷

薤仁　白芍　檉柳　旋覆花

草麻　生地　杞子　白芷

草決明　花粉　白蒺藜　香附子

不食草　蔓荊子　川柏　白豆蔻

元參　防風　梔子　連翹

千里光　茯苓　木賊　北辛

密蒙花　蟬衣　穀精艸　龍胆艸

白菊　青葙子　乾葛　當歸

白术　夏枯　桑白皮　石决明

柴胡　天麻　川連　車前子

共四十二味切片入銅鍋内水浸三日熬汁去渣

煮前龍砂虎洹口嘗当有苦味方止号凰

翎髓用

對開瞽藥眼方

龍砂二　凰翎二　血珀二　冰片一

虎睛下　珍珠二下　金箔卅張

共研無声為度磁瓶貯然多年瞽目一

切厚醫等症

又對眼藥方　然一切風火赤障或烊疼俱效

五意下　辰砂下　氷片又又　龍砂下

研無聲

一方

珊瑚　西珀　石蟹　珍珠

為細末點目中

八宝紫金丹　眼科七十二症惟腫人皮皆不治

甘石一斤　童便浸煅七次再浸十日研　氷片半

煅月石一斤二方五　韓丹一斤水飛二次　青塩少許　射香半

珠子钱 海螵蛸钱去壳焙黄 净乳钱 净没药钱

先研七味無聲為度入冰射研勻白瓷四兩缾

瀝熬熬調勻貯瓷器內不可泄氣牙簽蘸之

製甘石搽雲丹 魚

頂研石膏 黑梔钱 全當歸钱 甘菊半

薄荷钱 赤芍钱 川柏钱 川連钱

淡芩钱 防風钱 北辛钱 荆芥钱

蔓荆子钱 木賊钱

切片入銅盆内雪水兩大碗春浸三日夏二日
秋三冬四用新布濾清渣再以新絹濾過
藥水兩碗一碗煅甘石一碗淘飛甘石將甘
石入5罐内炭火煅透紅傾入藥内以藥
水淬若度煅又第二碗藥水研淘飛淨
用帋盖晒乾聽用

製藥法

淨乳香外　淨沒藥下　飛銅綠下

月石入蚌内化水陰乾用

研自取荷藥水調稀如糊磁瓶貯用紙蓋

晒乾听用

川連下　煅月石下　北辛下　飛辰砂下

瓜蔞下　苦凡下　薄荷下　緯丹下

飛雄黄下　牙皂下　白丁香飛下　胆凡下

臨用加入冰片　麝香

丹頭

先前十二味四味研細合一處再研　日丹明

隨症加入

元字號　熊火眼

爐甘石才　丹明卞　冰片二分　射香二分

亨字號　熊努肉

爐甘石才　丹明才　冰片二分　射香卞

利字號　熊雲翳

爐甘石才　丹明才　冰片の分　射香の分

貞字號

煆甘石中 丹明中 氷片四分 射香四分

配藥法此方神驗無比得之不易

甘石中或上 丹明下

研匀點努肉及遠年極重翳障一日點二

須點五日停二日遠近翳障驗

又

甘石中 八寶丹中 丹明下

驗甚風火服八宝丹紅眼人乳調點一日

一次便醫障除目明矣

仙傳紫霞丹　三日見大字十三日見小字

夜明砂一兩半　石蟹錢　珊瑚半　月石一兩

熊胆兩錢　麝香三錢　青鹽一兩　珍珠半

牛黄錢　牙硝錢　石燕錢　辰砂半

西珀半　皂凡兩　白凡兩

以上十五味為藥每料用雲砂錢以後九味俱

為末入盒内調和合日擇天醫日忌婦人雞犬

見齋戒虔誠必驗

啟雲丸　風氣攻注兩目昏暗點眵淚羞明并

赤腫

羌活 各半　木賊 各半　菊花 各　蜜蒙花 各半

白蒺藜 各半　石決明 各半

為末泛丸每早辰後茶清下

梔子勝奇丸

蟬衣　白蒺藜　淡苓　蔓荊子
山梔　甘草　柴胡　決明子
荊芥　穀精草　防風　木賊
川芎　甘菊　密蒙花　羌活
各二兩為末每服三錢食後臨卧下

退翳方
野荸薺肉研粉點目如神

膏磷眼藥　目疾經久及瞖膜初起者

熊胆一下　珠子一下　石决明一下　蕤仁净霜一下

西珀一下　射香一下　辰砂一下　冰片一下

為细末瓶贮臨用以生蜜調點點二三夜再點

膏添眼药片目丹

冰片一钱　月石煅二钱　飞珀半钱　珠子一钱豆腐製

青门子三钱　飞丹三钱　辰砂飞二钱　蕤仁霜二钱

各研极细

白蜜以绵滤清渣隔水煮熟将药再和研無

聲為度入塞攢句

○

孫氏金不换散　治風火眼

炒柴胡錢　白芍錢　炒芩半　薄荷八分

防風錢　羌獨活各錢　荊芥半　吉梗八分

知母半　蔓荊子八分　炒前胡錢

每服一兩

地栗散

荸薺去尖打汁絞清晒干取粉點服

葉天士治胬肉方

月石三分　珠子一分　尖槟榔一分　海螵蛸一分

皂胆矾半分　白丁香一分　西珀一分　冰片一分

野荸荠粉二分　飛辰砂一分

各為末

八宝龍腦膏

煅月石五分　射香一分　飛辰砂半分　冰片三分

蕤仁霜半分　珠子半分

先研辰砂次入餘藥每用少許點之

天士治雲醫方

月石 本 珠子 卞 野荸薺粉 本

尖柳椇 下 辰砂 卞 胆凡 半

慓精 下 鷹糞 卞

為末

龍睛膏 目赤羞明澀痛

蕤仁霜 五 冰片 半

先以蕤仁研細入冰片和勻生蜜再研每

日點入內此銳眦

太無丹

以蓮汁煅淬甘石七次飛淨再入

射香卞 淨乳香卜 淨沒藥卜 冰片八卜

煅珠子卞 水飛

為末和勻

五退丹 去翳尖近皆效

人指甲末　蟬衣末　鵝不食草末　木賊末

老鴉翅末　木瓜末　蚕退紙末　鳳凰衣末

煆月石下　射干下　冰片下

為末極細吹入鼻

八寶丹

甘石末　飛丹下　煆月石下　飛辰砂下

淨乳香下　淨沒藥下　飛銅青下　梅片下

為末和勻

明兩散　治目赤起星翳眼角大眦　天士方加辰砂

治風火目

熊胆二下　冰片二下

右研細末和匀點目

七宝丹

雞仁霜　月石　冰片　辰砂

為末蜜調點

去翳障方

西珀　石蟹　珊瑚　珠子
為細末點目

迎風流淚方
白果肉五分半　烏梅肉五分　銅青半　桑葉弐
打丸菉豆大每用一丸浸陰陽水洗目

氷連散
以連炉甘石氷片少許井水調膏點爛安
或點内眦不宜便入目中

丹砂散　一切目中

煆甘石五　月石半　冰片少許　螵蛸八

飛辰砂半

紫金丸　治一切目疾

煆甘石五　西珀下　熊胆下　牛黄下

飛絳丹半　瑪瑙下　雄黃半　珠子八

香硇下　煆月石下　銅青木　辰砂八

蕤仁霜木　射香下　冰片下

為末蜜丸赤豆大辰砂為衣水磨點目翳皆效

聚宝散 目疾

荸薺粉五分 石青錢 辰砂錢 人乳粉錢

大方飛金約花 珠子分 檀香節錢 射香厘

西參分 牛黃厘 沉香錢 降香節錢

犀角錢 淨乳香錢 乾安息錢 奇楠香錢

羚羊角錢 珊瑚錢 人參厘 西珀分

子丁香錢 木香錢 薄荷尖分 水安息厘

川連下 此辛土 甘草下 玫瑰花蒸三次
大黄土 玫瑰花三斤水煮一日研或甘草水煮
乳石三斤水煮一日研用甘草水煮亦可 冰片下
照方冰射亦可用十分之一玫瑰花加十倍方
可用為細末或加雞仁霜微炒去油淨 此
方当斟酌若氣太烈荸荠粉玫瑰花加倍研
入徐珊波之加石羔并將藕粉代荸荠亦
可性冰射照原方当減去

眼藥膏方 春塘

海螵蛸 河水煮七次以内外洗為度 月石末 冰片末

龍胆草 河水煮入壺内水五鐘煮二鐘熬膏 爐甘石末童便浸淬七次淨末

以胆草汁煎藥研勻樁如綠外以宮粉為衣貯鵝管内時用以骨簪點之

開瞽復明方 惠莊 言已驗過

五月取極大蘿蔔連枝取起先將去皮黃

連磨極細末六錢用以生鷄子二枚去黃用白
调黃連末入一壳内用竹箸打好將前蘿蔔旁边
開一孔入鷄子壳内在仍蘿蔔皮掩之麻皮扎
好將前萊菔仍入土内種好俟化開花结子
後取出點眼神效

點眼藥　蕙莊

頂甘石二兩　川連三錢　辰砂三錢　射香八分
冰片五分　煆月石一分

將童便文武火煅焠甘石七次煅透収方淬

童便中濾乾將以連水二鐘煎至數匙

又將後藥并連五味為末作一處置微

火上將藥連汁細細傾入藥末上候極細細

篩清收貯聽用

一方　治石灰入目

生梔子煎濃汁不住手洗一二時即痛止

腫消

一方 目疾

製甘石开 珊瑚乂卜 荸薺粉壬 射香下

冰片卞 西黄下 青礞禾 辰砂卞

月石乂卜 珠子木

爲末和勻再研

龙精膏

飛辰砂乂卜 雞仁霜乂卜 月石口含去乂卜 蹉水 射香卞 或少許

珍珠乂卜 冰片卜

先研辰砂次入餘藥用研每用少許點之

一方 火眼

黄瓜硝點之

芊精膏 一切目疾

人乳 羊胆 青魚胆 蜂蜜 等分

熬膏入冰片點之

風火天士方

飛辰砂 熊胆 冰片 分下

研勻點之

天士方 十年失精之後目光不明

熟地 穭豆一升熬汁入生地同煮半日入砂仁末再煮一晝夜九蒸九晒杵爛方好

萸肉 蒸 茯神 旱蓮草 蓮肉

穀精草 熬膏 天冬 蒸 女貞 杞子 黃菊湯焙

夜明砂

為末丸

白龍丹 頌

甘石 另用童便煅七次，再将童便煅甘石，净晒干听用

月石半 冰片五 川连末

前药甘石煅红，入膏内，收干，再以人乳拌泥

晒干再研末

推云八宝丹 顾

前白䃃丹加辰砂五 珠子末 研丸豆付水煮

研入点用

七宝丹

珠子　珊瑚　射香　冰片

蕤仁霜　辰砂　甘石

珠子珊瑚煆以連水淬七次各為末點之

十宝丹　治遠白膜腫脹星障

甘石以連柏芩各二钱煎濃汁煆淬七次净二半

珊瑚一本　熊胆一本　童男女指甲半焙為末

辰砂一本　珠子二钱　西珀一本　净乳香一本

净没药一本　西黄一本　射香一下

為末蜜調膏用之

眼科八寶丹

珊瑚下 石蟹以連汁淬飛下 瑪瑙下

淨乳香下 三黃煅石羔半研極細 淨沒藥下

西黃下 石燕下以連汁淬飛 珠子下

冰片少許 辰砂下 輕粉下

為細末和勻

春雪膏 暴眼熱痛起翳

蕤仁霜　冰片　辰砂　月石

蜜調點目

○光華丸

夜明砂兩　桑葉兩　菊花兩　穀精艸兩

青葙子兩　密蒙花兩　決明子兩　黑芝麻兩

共為丸

十錦丹　一切目疾

頂甘石兩半　文武火煅用再用川連芩防風川柏荊芥煎湯煅七次研極細用絳丹炒柴胡色滚

水飛去滓研細無聲為度

珍珠下 番硇小 冰片下 煅月石半

当门子下 熊胆下 飛辰砂半 蕤仁霜製半

白蜜十兩煎滾滴成珠以布濾淨入前諸药

研勻貯瓶勿出氣點之驗

一方 自用 治眼內起星

大梅片下 緯丹半 射六三厘

研細末左患吹右耳右則吹左

眼癬

○青粉散

鉛粉五　胆凡小

鷄子白調

○吴益生眼癬散（伊店買八十四文／一方無枯凡）一服

煅胆凡五　煅白凡五

為細末雞黄油調塗極灵

灵碧丹

上甘石 童便淬黄連水煅末 蝎尾末 銅綠末

胆凡末

為末麻油调

一方

黄連膏加光明丹 搽白桐皮上

明月丹 先以五棓蔓荊煎洗後用

上甘石 亦以連汁童便共煅淬七次研極細

銅青半 飛月石末 射香少許 象牙屑末

為細末，調點目眩。

八仙錠

甘石製如前 飛丹 飛紹丹分 五倍末畢 飛銅綠末

射香末 飛辰砂畢 氷片 煆月石畢

和勻蜜為錠，烘乾，井水磨塗。

勝金散

胆凡末，人乳調塗風弦上，雖疾却灵。

碧玉丹 沈萱緒云極灵，医好二十餘人。

煅人乱　生胆凡　冰片　蕤仁霜

煅甘石

鸡蛋油调

一方

鸡子黄熬油胆凡末和匀涂之极灵

○马雨泉

一方

五倍熬膏入荸荠汁对和涂之

銅綠末水調瘡底用上艾火熏〻乾則刮之

一方

用銅青水調瘡底艾火熏之刮下塗

一方

鉛粉水調塗瘡底艾炭火熏之刮下塗

。眼癬丹

乾上好眼藥研末麻油調塗在瘡內下用艾火熏之俟冷揭之或加少許辰砂冰片搽

一方

頂甘石 斤 煆便淬七次煆乾白色以連淬七次雨泉茶淬七次

研末入射氷少許研勻

眼癬方 馮存仁

煆甘石半 薄荷半 胆凡半 冰片少許

猪板油調搨

青白散

銅青半 白凡五 為末麻油調

一方

童便醋川連炉甘石三錢歸尾末三錢銅綠半

胆凡一錢

為末麻油調

一方

紋銀　青果

水磨濃汁和匀搽

四神膏　益生

洋樟末 以柏末 東丹末 銅綠末

為末麻油調

砂石散

甘石研 以連汁水浸一日將石煅紅 以連收乾 冰片下

辰砂下 和勻

元圭散

以芎剪小塊入蜂房中一个煅末麻油調

白玉散

三黄煅甘石研水飛再研另將川黄連煎濃
汁調甘石末塗乳鉢内下以炭火燒紅加艾熏
乾黄色再以汁潤之收完研細加珠子末再
研調塗眼癬并治老花眼

程氏方

膽凡　土貝　煅月石
等分研細末黑棗肉打錠揩眼皮

神效方　郎　治眼癬

米糖少許化溶碗内四周楷遍復以銅青末少

許摻之

一方 印

糖青末人乳調塗 或加甘石少許

金龍丹

鍠魚牙 煅研 青果核灰少許 研末調之

丹鳳散

五棓子末 緯丹少許 研末調敷

洗方　不時洗之

烏梅一个　白果十个　銅綠半

為丸白豆大滚水化一丸

一方

歸尾　胆凡少許　川連乳汁飯上燉搽

一方

川柏末下　胆凡末下　和同雞蛋黃油調塗之

永頰、方

梅兀本　銅青洗本

風弦赤爛不拘痛痒

五倍两　蔓荊子两

同打為末每以二錢水二盞銅器內煎之去渣

待溫洗之日二三次

一方

蕤仁末卜　乳几卜

研末和自麻油調風弦上

一方

陰乾既研為末塗之

一方

效如神不為丸將末調用麻油点可

牡五棓半　防風半　苦參半　川連半

荆芥半　銅青半

為末薄荷湯丸下子大以熱水化藥熱洗目

日三次

眼痛 樱核痛

一方 皂凡半 甘草末

麸膏加冰片少许调涂之

。蜀桃散

樱桃核末 生南星等分

一方 和白醋调

櫻桃核冰磨塗之漸漸清或同皮贊公白

玉定摩末塗

眼漏方

一方 陈蕙莊 病轻者五十服必痊重者一百服愈每

服加塩少许

象牙屑半两 象牙店内水中踞下之末拣细者再研

杜生雞子一个打碎去壳调白滚水冲茶碗

中半碗每日清晨空心服之

努肉目　拳毛

一方

辰砂　貝母

等分為末點之日用三四

努肉攀睛方

浮萍研細入氷片少許點之神效

拳毛倒睫　切不可毛

石蒸雌雄一对水磨點眼先以鑷子摘去拳毛

點藥後以竹連洗之

双慈丹 印

雌雄石慈一对入銀鑵煅紅童便淬〻次入射

四厘研細荸薺人乳和藥點眼弦上每日数

次

一方

土木鱉一个去壳研末塞鼻治倒捷拳毛左

目塞右〻塞左二三𠀋即好驗過

一方　鱉胆塗之即順

鼻痔

○硇砂散

番硇五　雄黃二分　冰片五厘　輕粉二分

明凡末　一方無明凡

為末筆尖蘸藥點日五六次即能化水漸脱

九轉丹

月石二分　玄明粉二分　冰片一厘　硇砂不下

為末點息上一人患此鼻外脹大用此而愈

清鼻息散

烟陀僧三 白凡三 硇砂本 苦丁香三 射香六

研末點之即流黃水腫消而愈

五灵散 内服瀉白散

白凡本 番硇本 一方用本 為末和勻點之化水

化鼻息丹 胆凡為末

飛霞丹 硇砂本 雄黃三分 冰片三厘 白凡本 輕粉三分

為末一方無凡筆蘸點日五六次漸為水

千金丹 枯凡為末

一方

明凡五分　草麻子仁七粒 一方用十一粒

打丸綿裹塞之化水自下也

鼻痔方一瓢

番硇二分　青黛五分

用竹瀝飛羅麪和打熟杵如鼠糞一粒分

許重陰乾令合眼將丸插入鼻息肉一日

上一丸化去息肉即止不可多用

一方　棉裹塞之或以猪脂和塞之日一換

瓜蒂末　白礬末

一方

苦葫芦子錢　苦丁茶錢　射干少許

爲末紙撚點之

一方

辰砂錢　明礬　皮硝末

爲末吹之即化水

坤黄散

白凡　土黄泥

打条塞鼻内肉即化為水

瓜蒂散 红　鼻中息肉

瓜蒂　雄黄　辰砂　北辛

枯凡　射香　甘遂　明凡

為細末蜜丸如鼻孔大小塞之令丸直抵

息肉上一日一換

還息丹白砒霜點鼻痔即落一方無硇

番硇　明凡　珠子　牛黃

鉛粉　象牙屑　為末點之即落

此亦效

此辛才　亦蒂才　為末以綿布裹塞如豆許

點方

月石　雄黃

一方　息肉

枯凡為末胭脂綿裹塞鼻中

一方　春　鼻痔

辛夷去毛二錢　桑皮二錢　梔子一錢　只實一錢

白芷一錢　吉梗一錢

為細末每服二錢淡鹽湯下

黃鎏散

雄黃　白凡　北辛　瓜子等分

為末吹鼻中

畜戌丹 簡明

炬狗頭骨 畜硇少許 為末吹鼻之息自落

遂枯散

瓜蒂炒半 甘遂炒半 枯凡卜 松香卜

為衣香油調硬一丸入鼻點之化臭水一日瘜自落

二灰散

瓜蒂半 甘遂七 枯凡卜 螺壳灰卜

草烏灰半卜

為末麻油調丸如鼻孔大每日一次以藥納
鼻中令達瘜肉上即化水

芳草散

藕節毛處一節燒存性吹之其肉斂縮而脫

皂龍丹

皂角下 地龍炒下

為末蜜調塗之清水滴盡自除

一方 陳瓜蒂末吹之日三次

黄芦散

藜芦末 雄黄末

為末蜜和點之每日三上自消勿點兩旁

點雪散

明凡 一丹 燀 甘遂 五分 為末

和丸如棗核大納鼻中數日後再用清

明胆凡绢包納入鼻中即化

一方 惠民局三英云 極炅

瓜蒂末　不食草為末　白凡少許

共為末吹之內服二仙丸久之自愈

二仙丸

土藿香一斤

為末豬膽汁丸每錢辛夷湯下或酒下

清鳥丹　息肉不聞香臭

苦丁香錢　甘遂錢　草烏尖錢

為細末麻油調令硬而不可爛丸如鼻孔大

治鼻中息肉自化

○化堅散

白丸　月石

為末吹鼻息肉上俾化水而愈加硇砂亦可

红糟鼻

一方

凌霄花　陀僧

为细末唾调涂之

一方

因酒熏肺而成

苦参四两　当归四两

为末酒丸每服三钱早晚开水下红自退矣

重者二三料忌饮酒

一方

大黄　朴硝

為末酒調塗

春陽方

黑梔二兩　連翹二兩　元參二兩　淡芩二兩

麥冬二兩　煅石決四兩

為末以鮮生地四兩　羚羊角一兩　煎湯泛丸

一方

内服胡連末水一鍾煎八分空心細細呷四十餘

日愈好黄土半碗雄黄等分為細末和勻每夜

以新汲水調鼻上天明洗之

一方　如神

鉛粉　水片　射香　楓子油調

一方

山梔微炒為末黄占水為丸小豆大每日食

後半飽或臨卧滚水下四五十丸

一方 宏仁

丙丁二半 銼粉二分 氷片一分 鉛粉木

珠子二分

為末自液調塗

附 有小兒戲以黄豆一粒塞入鼻中放胖

脹滿痛急快銅夾臁刀刺入豆上一指拨住

豆之上下以刀挑出若當有半粒再挑出

附 偶迸食物從鼻縮入腦間介之痛不出者

羊脂指吹大入鼻中以鼻吸取脂入須臾脂

消物逐脂出

一方

没石子有孔者為末研膏夜夜塗之

一方

凌霄花 山梔 等分為末日日敷

鼻痈

急蝕痈瘡

没石子為末吹之

文石散

焙文蛤本　月石下　為末

辰砂定痛散　鼻痈瘡

辰砂卜　冰片下　胡連錢　煅石羔錢

為末塗之如乾以川連調塗之

鬚髮

一方　鬢髮不生由于患癖瘡結疤

竹刀刮損以萵苣子猴姜末頻擦之

一方　病後髮落

野薔薇嫩枝　猴姜

煎汁刷之

明眉油

白芷　廣竹　山豆根

為末油塗

光鑑膏　黄髮自黑

紫草　零二香　五倍　鹿角菜

清香油煎熟候不温浸前件擦髮

又方

醒頭香

滑石下　三奈末　甘松末　零二香末

樟腦下　為末入髮

墨長青恐方刻

訶子末　三奈末　官桂末　青果三个

樟冰分　香油兩

浸三日每日梳明頭搽刷六次

病後髮落

梳姜兩　生半夏兩

野薔薇煎汁搽

又方

毛姜　鮮姜　磨刀鐵銹

共合之汁擦之生髮

吴龍山香油　市者

清茶油一斤　玫瑰花廿斤去心蒂同蒸桂花佛手亦可

香潤膏

良姜　山柰　紫草　白芷

公丁香　甘松　排草　北辛

茶油一斤用豆腐蒸枯去渣將油燉磁器、露幾夜加入蒸藥浸之

香膏各切片

良姜　排草　北辛　甘松

冰片　丁香　三柰　廣草

茶油熬熱將藥浸油内不可出氣

長髮油周素人

白芷三錢　白附子五錢　滑石三錢　當歸三錢

紫草錢　苦參五錢　水姜三錢　綠豆打五錢

天麻三錢　麻油蒸好加入黃占錢溶化

浸香油方

防風　甘松　白芷　川芎
荆芥　三奈　零零香　當歸
丁香　北辛　木瓜　各半
以退棉包好入瓶煎熱菜油二斤泮入浸一月半方可用

。禿髮膏 章逸亭 血蹤無髮脫

申姜一兩打 防風三錢 牛蒡二錢 桂枝五分

黃芩三錢 紅棗肉一兩 吉梗一錢 荊芥三錢

土貝二錢 蘇梗三錢 五加皮三錢 大髑燒

母草三錢 黑梔三錢 前胡一錢 連翹三錢

酒浸二三日用方中之申姜或棗肉擦之

香油楊 出以髮

大黃三錢 首烏三錢 旱蓮草三錢 良姜五分

甘松川卜　白芷ㄨㄋ　毛姜〤　排草ㄨㄋ
丁香ㄨ　蔻仁川卜　北辛ㄚ卜　当归ㄨㄋ
官桂川卜　木香川卜　生地ㄚ卜　辛荑ㄨ
泽泻ㄨㄋ　独活ㄨㄋ　三奈ㄨㄋ
茶油或麻油煎好栗熬浸之

烏髮膏　串

茶油二斤　诃子皮ㄨ卜　没石子ㄨ卜　榴油二两另放
石榴皮半　五倍子半　猪胆二个另放　百药煎二两

旱蓮臺半（此味處處有之，科生二三尺高，小花如菊，折斷有黑汁，名胡孫頭）

共為末，先將油熬煮沸後，入藥末同熬少时，入罐内，微温入猪胆攪和，候冷入廣卝錢、霍香葉錢、白芷錢、甘松錢、射香分，再攪匀，用厚紙罐口，每日早晚各攪一次，仍封之。如此十日後，先晚洗的髮淨，須次早搽之，不待數日，髮光澤矣。

黑髮露油

猺姜 两　没石子 两　石榴皮 两　大黄 两

生姜 两　北辛 半　白芷 半　零陵香 半

三奈 分　甘松 半　五棓 两

茶油菜油棉子油十斤煅滚将药㕮咀先下

磁罈坐冷水中后倾滚油入罈将冷入后药

桂花 两 隔干　樟冰 半　胆凡 主

为细末入油泥封十日后用

宫油方　每日乾搽髮即長而黑

当歸 两 白芷 两 北辛 两 辛夷 两

木香 两 生地 两 三奈 两 丁香 半

甘松 两 首烏 两 紫艸 半 鹿角艸 半

用茶油菜油四兩放磁器内隔水煮油滾

為度攪勻入瓶放入藥後封固再煮一枝香

後入紫艸每日乾搽

蛀髮癬 毛

檳榔 三 花椒 两 生半夏 錢 生艸 半

猿善早 早逢草辛

煎湯温和洗

頭虱

頭上生虱方

銅綠两　頭白凡两

為細末摻之

劉虱丹

百部两

為末不可炒麻油調塗用布紮之一夜即好

一方

蔡芦方

爲末調塗之

一方

三奈末摻在眼髮根内

一方

眼亂誤搽水与眼腫者

松芦茶搨〻即消

鱔癀用

斂膚丹用

佛用青 分 石青之類 黄占 分 白占 分

銅緑 分 雄鵝油 分 松香 分

先將油滾次下松香再下白占黄占

白

炅丹刺

白炅丹水調十字化開候腐破打藥線陳

辛田快剪在癀房安剪成十字樣即以止

血丹搽之膏盡

一方

胡椒 焙研末搽紮孔外膏盡一換便漸平下

。賽硇散

冬丹 塩

打和將膏貼蜆衣少許上放此藥盡之

即收功

軟癤

面疱皶 治面生癤傷破成疱不退

橄欖核磨汁塗之

一方

敗醬草亦

晒干為末塗之

軟癤方

白膠香即白芸香亦

化開以草麻子肉六十四立打膏貼擁

臍

一方　小兒臍中出水
海螵蛸爲細末敷之

一方　小兒初生臍帶未落時腫痛出水
以柏爲細末敷之

一方　臍中出水久不乾
將車前子爲末敷之

一方　小兒初生臍帶未落時腫痛出水

故緋絹燒灰研細敷之

骨脂丹　清仁菴

赤脂半　牡蠣半　滑石半飛　龍骨寿

氷片半匕　為末摻

辰粉散　臍出不乾

煆白龍骨摻之

一方

旧綿煆灰存性為細末

一方

煆綿花子末敷之

小兒月内因啼哭出血

煆白石脂 三黄汁淬

一方

小兒臍中出水

白鷄子煆灰敷之

一方

大紅羊絨末煆

封臍散

煆龍骨末　紅絨棉灰末　白褐炭末

歸身焙末　研細末

一方

血餘炭研末摻之

一方

煆白龍骨車前子炒焦為末摻之

破傷風

玉真散 金刀傷定痛生肌

天南星

楊枝散

用蠐螬虫一二个艸房上多有將虫脊提住

捏之口吐黄水抹于瘡上蓋麻上身汗出即

愈瘡疤急漏水入熱酒内飲之

星風散 破傷風

防风等南星等

为末每二三匙童便五升煎四升温服

一方

晚蚕蛾研末上患处膏盖之

平遠樓傳秘方目録

瘯

千日瘡

疕目

努肉

多骨

咬頭

移毒

雞眼

鵝爪風手足折裂

一方一名仙禽散油灰指甲

白鳳仙花打爛塗指甲上外用皮套包好一日一換鳳仙不拘何色

一方

生蟹殼砂仁殼煎濃湯每日洗之約四五日愈

一方

白鳳仙根打爛塗之

一方

煆皂凡末牛油調之擦手烘三四次即愈

秦克明方

猪胰子一只係雄猪不落水切碎用銀硃為末

拌胰子手上擦後入銅鍋內白湯再以銀硃揸

手湯內熟洗即除

黃臘膏　治手月

青油五錢熳火煎滾入黃占一塊溶化入胡粉

五倍子等分熬紫色先以熱水洗火上烘乾

敷藥後以紙封之

一方　手足皴裂

白芨末唾塗之

一方　治足指爛

鵝掌黄皮炙研末温則搽之

五英散　手足拆裂

五倍為末和猪脂打膏嵌入裂内不可着

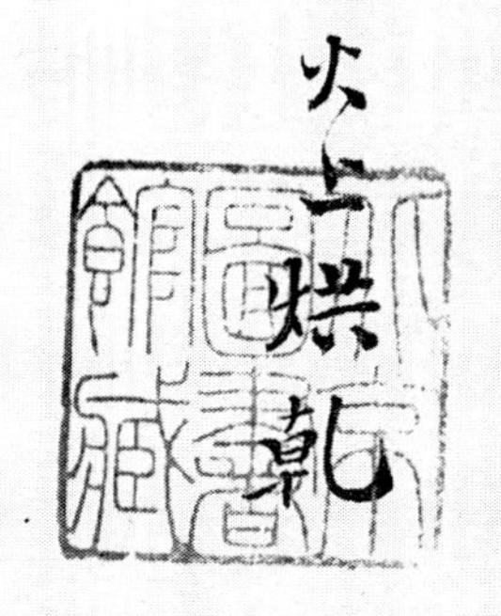

寒弄不可浴冰用羊髓同五倍末於和如膏

填入縫內數日即好

手足折裂

一方蕙莊脚枝

麻油煎沸入血余蛇殼當帰白芷以柏濾清

又方同上

象皮一兩　乱髪一兩　猪油一斤　蛇壳一兩

水熬髮烊去渣下黄占四兩收

一方名黄膏　治冬月折裂

清油半慢火熬數沸入黄占三兩再入光粉五倍

末少許熬黄紫色洗瘡火烘乾即以此藥敷
上紙貼痛去正入水亦不疼光粉不可多

一方　脚縫指縫濕爛
鵝掌皮燒灰為末濕則摻之

二靈散　手足皸裂痛甚
五倍末同牛骨髓調瓷器埋地中七日取出塡
縫中

一方　脚縫出水

緯丹两　痞如石煙两

為末搽之

扁担堅

任重丹　韻湄

焙五倍子两　炒東丹两

為末和匀篩細和醋調塗

癬

斑剥散

土荆皮两 牙皂钱 皮硝钱 樟冰分

槟榔钱 斑毛三只

共研细末以粗夏布扎浸醋内三日擦之

○王氏癬药 治癬极灵 乱去皮醋涂

白芨半 川槿皮两 上芦荟半

不犯铁器为末醋调涂三炷香洗去之

○必效散 葦田

川金皮各 班毛ヒ 半夏半 雄黄ミ

木别半 檳榔半 為末

一方

班毛七分 土木别七分 南星七分 土金皮ヒ

荊芥ヒ

火酒五斤浸藥壺口四五日山甲乱去浮皮

葦蘸塗日三四次五日愈

一方

鸡脚大黄根搽之

一方

蕪荑母 土金皮母 白芨母 為末

一方

牛舌頭草為末醋調

一方

檳榔半 川槿皮母 班毛二 半夏各半

木别肉半 雄黄三 為末

二行散

土槿皮两 番木别四个 槟榔三个 班毛二个

火酒半斤 浸一伏時 搽癣 忌大蒜火酒

犀黄搽癣膏 再治牛皮风癣

炒文蛤两 朴硝两 土大黄两打烂 白糖

一方

川槿皮三 大槟榔三 苦参三 白芨三

大風子廿 海桐皮 樟冰二 白芨二
雷丸今 杏仁卅三 木別 川佰二
火酒浸七日，山甲刮去皮，酒調塗。
神效癬方
白芨丟 檳榔半 草烏半 膽凡半
土金皮丟 川烏半 山慈菇半
為末，醋調。
一方丹

無夷半　石羔半　大黄半　樟氷半

枯凡乙　管仲分　蛇床分　雄黄分

為末

一方

川槿皮二分半　白蘚皮二分半　白歛分　高梁一斤

斑毛半　梹榔分　樟氷半

共拌匀先以山甲乱碎搨上三次愈

三寶散

三仙丹昇底研末荸薺切片或羅卜蘸藥搽之

川珍散　治癬極靈

芾泥海螄洗煅研為末醋白糖調塗

一方丹

白螺螄殼末白糖醋調

一方

铁锈研末醋調　一方加射末雄黄少許

铁桶散　莘田

轻粉二钱 明矾五钱 射香三分 冰片一两

胆矾二钱 白芨五钱 陈醋一杯 煎成半杯

治癣方

川槿皮一两 白芨三钱 雄黄二钱 白鲜皮五钱

辰砂二钱 斑毛五个（去头足） 槟榔二钱

烧酒一斤浸半月可用

牛皮癣

土大黄根五钱 海风藤五钱 白果肉五钱 槟榔五钱

白芷三钱 白芨三钱 雄黄三钱 斑毛廿个

鲜槿半樹根两

滴花燒酒三斤浸七日塗六七次

白槿散 三多桥朱氏方天方同惟分量不全附天左旁

白芨上十两 土槿皮下一斤 毛慈菇半 常山半斗

陀僧半斗 為末醋調

一方

土槿皮一两 苦参两 斑毛七去頭足 木鳖三钱

檳榔半　生元半　南星半　半夏二乙
河水井水火酒各一碗將前六味先浸一宿
臨煎時入星夏加后井水河水各一碗煎去
渣存性埋土中七日出火毒

胡臭

一方

陀僧末塗之

一方

明凡末常擦腋下

青砂散

銅青　辰砂　明凡　白附子

番硇　陀僧

先以皂莢水洗，二次後敷之

一方

黄丹　陀僧　枯凡

一方

铜青藏子生豆腐内煮，杵枯凡，为末擦之

奇效方　腋臭甚者

枯凡五钱　绛丹五钱　鉄粉　青凡

雄黄　腻粉　為細末，每夜先以皂莢水

洗後用唾津調藥塗之臭即除

清苓散　腋下汗出即擦之

荔枝核八个為末　胡椒廿七立為末和勻擦之

翠碧丹

胆礬半生半灰入膩粉少許為末每用少以

自然薑汁調塗擦之甚痛乃止數日一用以

愈為度

一方

馬齒莧杵以蜜和作團紙裹泥固半寸厚
晒乾燒過研末每以少許和蜜作餅先以生布
揩之以藥夾腋下令痛久忍然後以手勒兩臂
日用一次以愈為度

狐臭甚者　名黃陀散
白凡二下　陀僧二下　黃丹二下　射香少許
研細末以醋在手心內調藥末搽腋下經兩
時許以白芷姜湯洗之一日用二次

腋氣方朱

陀僧兩　白凡半　番硇少許　射六少許

為細末用皂角煎湯洗後擦上

狐臭方

小丁六二　枯凡二　番硇少許

為末擦數次即好

一方

龍眼核六个　胡椒廿七立　為末過汗擦之

一方

烏賊骨三 枯凡三 陀僧三

為末先清茶洗腋下以此擦之效如神

一方

姜汁擦或以白凡末搽

彩鳳散

石緑五錢為末醋調塗除狐臭如神 搽時覺疼

奇效散

浴後姜汁調塗擦十分熱痛乃止

緑凡半生半煆為末 軽粉少許為末

○蘭香散　立止胡臭

白凡两　赤脂半　白芷两　花椒两

為末極細末乾擦之極灵或以水姜汁擦之

○清風散　許芝生云極灵

石綠两半　輕粉半

為細末和勻擦之初次擦黃痛甚擦用醋調

碧雲散

銅綠納生荳腐內煮熟用枯凡一錢為末擦之

白花散

川椒匁 枯凡匁

為末擦之

屏氣散

枯凡匁 青凡分 鉄粉分 雄黄分

膩粉分 黄丹匁

每夜先以皂莢水洗用藥末油調塗之

雀班

润肌散

紫茉莉子去壳用白面为末月石为末对镶和匀水调搽之

玉肌散　雀班极灵

三柰三钱　银硝三钱　白芷三钱　绿豆粉三钱　白丁香三钱　碱二钱　为末水调涂之

玉面粉　去油膩雀班并治男子臭味

黑丑一兩　香附末兩　三奈一兩　甘松一兩

白丑一兩　白芷一兩　陀僧二兩

為末每朝入於花露洗面

一方　潤肌如神

飛滑石一兩　杏仁泥一兩　冰片三分　辰砂三分

鷄子清和　白[illegible]肥皂和

鵝管散

鵝管艸　皂莢

打丸旱洗

一方

蓖麻子肉ヽ　陀僧ヽ　硫黄ヽ

為末羊骨髓調勻夜〻敷之

一方

木別末水調塗

一方

櫻桃核廿二 霜梅肉廿二 浮萍二 皂角二
爲末搽之

治刺雀斑方
鮮皂莢子溫水浸過黑棗七个去核共打爛用
漢藥和之
甘松一 三柰一 射香半 冰片半
雄黃三錢 黃丹半 白附子二錢
打爛相子大晨洗面半月全愈

一方

雄鵝胆汁緑豆粉拌乾入氷片少許臥時

擦面上晨洗

汗班

汗斑散

陀僧半　月石半　土貝半

為細茄切片或半夏蘸搽之或用黃瓜蒂

月黃散

月石二 為末

黃瓜汁調勻搨之或黃瓜汁同月石煎烊

塗汗斑上不過二三次愈

潔身散 刘

硫黄五錢 陀僧五錢 明凡二錢

為末隔水燉一炷香

氷石散 馮

月石三錢 陀僧三錢 氷片三分

為末扎絹内擦患處

一方

水紅花連莖帶葉渾身漬之數次愈

除斑散

鉛粉半 硫黄半

為末擦數次

一方

黑芝蔴研細一撮入碱汁半杯煎數沸塗之即愈

一方

土貝五 月石五 冰片下

共研末擦之愈

陀僧散

陀僧末陳醋調擦之應而愈

一方

陀僧五錢 硫黃二錢 半夏五錢

燒酒浸三日持上取末搽

汗斑

沉香白礬過

白附子二錢 硫黃二錢 陀僧二錢

爲末生薑擦之三五日即愈

一方　白附子二　硫黄二　茄蔕蘸藥擦之

一方　陀僧半　雄黄半

爲末先以姜片蘸藥擦之次日即愈

請斑散維

一年有去後一次擦後忌行房勞

慎風搖扇

硫黄　白附子　陀僧　元石

雄黄、海金砂

润肌

玉容散 吴崑山

潮粉各 白蔹片 白及末 乾胭脂下

四味为末鸡子白丸洗面白嫩

玉容丸 茸田

甘松 白蔹 羌活 白芷

荆芥 独活 甘菊 北辛

三奈 防风 山栀 甘椒

殭蚕　荊芥　防風　藁本

白芨　天麻　桔梗各二　紅棗炙七个去核

為末和皂莢末一斤用生薑打丸

劉如日查方

防風　北辛　甘松　苦參

荊芥　白附子　豨薟草　乾浮萍

白芷　綠豆三升

為末和勻

玉容散 治肺火

白芷钱 三奈钱 北辛钱 甘松钱

公丁香六分 皂荚八钱 水浸一宿去筋皮 白丁香三钱

白附子六 冰片三 蓽麻肉钱

为末和匀打丸每早晚洗面

痣

千金丹

乾漆　雄黄　凡石分末　雄黄半

炭灰二兩　巴豆一粒半

為末和白鷄子白和塗痣上一日兩易

一方

雄黄　珠子　巴豆　藜蘆

凡石　硫黄　閭茹分末

漆和勻塗瘡上如不耐漆雞子白代之

射咽散

見千日門點之三日自落

點痣丹　亦治瘊子名瓊液膏

糯米十三不偏者　半夏朴

共為細末礦灰細麪碱水調成膏用針將痣

挑破少許用箕挑藥上痣上待乾剝去黑

皮如見黑皮再點

止血散

一人舊有一痣係搔破出血一線七日不止欲死

用五靈脂末搽上即止

○點痣膏

桑柴炭灰二斗 風化石灰二斗

用鮮〻灵仙煎濃湯將二灰淋取汁再熬作

稠膏磁瓶貯之點患即愈不必搔破

四白散

糯米三升 巴豆肉五分 夏布包扎之 將石灰一塊大如鵝卵 以滾水一碗泡化 以水煮米成飯 乘熱加硇砂末二錢 打匀 仍加灰水研如糊 磁瓶收之 先用針刺挑黑痣 然後塗之 紙封三日即落

白芷散

藜芦煅半錢 雄黄五分 番硇二錢 煅杜酥一錢 人言五分 白丁香半錢 班毛錢

為末 醋調膏 先以黄芩末用鐵銹水調塗痣

之四圍將瘡用針刺破以膏照瘡大小塗上候痛二時以葱椒湯洗去塗三次即癒

點瘡全身

麦稭灰淋汁并名醶礦灰等分晒乾為末以針刺破水調敷之三日即去須新合者方效

一方

江子肉五立 拌糯米十三立 炒半黄

為末用水調膏子盞末搽在黑瘡上候乾剝

去黑皮如有黑耳點

水晶膏

水調石灰一盞如稠稀樣將糯米不破者半

插灰中外插灰外一宿米色如水晶樣用簪

挑少許放痣上痣自出水不得着水二三日即愈

一方

巴豆三粒研　礦灰本　糯米四十九立

用針水和調成餅入瓶內候米化取米點痣上三日即脫

點痣方

蕎麦稈灰　過山龍灰　白豆稈灰

艸烏灰　共淋汁石灰收點

一方

銀鋤末點之即落

一方

風化硝　石花碱　草

石灰水調一杯如稠粥，拌糯米全者半置

灰中米色疱水有黑子以针挑破药少许
罨上半日汁自出去不用不得着水二三日即愈

千日瘡

緑石散

緑凡少許　為末人乳調塗

射硇散　治疣目

香硇　鉄銹　月石　射香

等分為末挑破塗之

疣子膏

桑柴灰四斤湯淋汁炒鹽　内并丸錫　硇砂下　糯米五十粒

白附子 生净二枚

羅入膏内調點疣子即落兼治黑痣

灸法

先以錢孔安在瘡外再以艾絨鋪上以火灸

之候爆即止漸漸落矣

一方 朱芳雲

不拘何色雞冠花葉擇取三日干日瘡自落

硇砂散

見耳闌門 搔破搽之華田用此散

白灵丹 華田

降藥墜下即爛去

一方

鮮紅菱蒂一斤擦之再挨二三日即落

一方

細絃線一條芫花水煮之候達根係之漸枯

而脱

一方

大蜘蛛懸而下收其線樣再將磨頂擡去高用其線紮住根樹三五日即落除根永不發

疣目

一方

地膚子、白凡、

二味煎湯洗或以爲末塗之

一方

續隨子熟時打塗之自落

去疣丹

硇砂半 月石半 鐵綉半 射香半

研细末，搽三次自落。

小花散

花碱　矿灰

小麦秆灰汁煎二味合乾，等分为末，以针刺破，水调涂之，三日三上，自去，须新合为妙。

一方

南星　为末，醋调涂之。

扁石散　治疣

九石乙　硫黄乙　為末醋調

馬牙散　見痛門

九銀散　見痛門

一方

烟牙皂末桐油調熨　見蚬殼蓋之

一方　藻干日磨

草藥擂之野蘑菇用米醋磨塗無名散

須即發

疣子方 并治黑痣

桑柴灰の汁湯淋汁煎 硇砂下 糯米五十粒

白附子生浄小二枚 入膏調熬疣子即落

胬肉

。平玉散 治漬瘡胬肉突出亦治千日瘡

烏梅肉四兩煅末存性研細道前項生胬肉

將藥末搽于患處膏蓋極效

。消玉散 華田

煅烏梅 蔡芦炭 等分

為末和勻搽之

白降散

白凡丹　緯身草　硇砂方

鍋內炒乾為末搽之

平胬散　治瘍因搽膿太過胬肉突出不收此

乃損傷氣脈所致

炒枯大蓉地　烏梅炭 等分　或用地丹梅末

研細搽之膏上貼之不過三五即收退

馬雨泉方　反花瘡及胬肉外突

益母草 炙存性　為末

一方　止血
烏樟根皮為細末傅之
一方刈　一切外疵努肉反出
蔡芦末傅之
浮石散 慎斎　努肉瘀突
自石牙　氷浮 五分
研細末和匀再研細末傅之
五倍散　睛門毒誤刺后肉突出用此傅之

炙蜈蚣十条 炙蜂房乙 射六乙 炙全蝎十个

雄黄乙 研末搽之

人龍散 蚘儿疳努肉突出

蚘虫一条 雄黄末

打爛敷努肉 即時努肉平進

聖濟丹

石硫黄末 敷之即縮 或用倭硫黄

消努散

如疮已好生出胬肉用乌梅一个去核烧灰存性研敷

化胬丹　治甲疽

净乳　枯矾　炭灰各一两　铅粉八钱　番硇二钱

黄丹一钱

为细末，麻油调涂

一方　华田

黄芪末掺之

香胆散

淨乳香　煅膽礬

等分為末和勻傅之內消而愈

存

多骨

一方 毛

河車一介鮮者放罐内福紫灰放滿候出黑殼安焙乾

為末搽之即出多骨

黑灵散

蟾蜍十介洗淨姜汁洗炙存性研末吹之

一方

取头顱及痔疠骨

烏骨雞脛骨以砒實之鹽泥固濟煅紅出火

盡去泥研細飯丸如黍米大以紙燃送入孔内

膏藥貼之

咬頭

透骨丹 沈啟白 此潰膿藥也外科不可缺

杜酥 半 輕粉 半 巴豆肉 半 蝸牛 二个

射香 下

先將江子肉研如泥次入射香蝸牛再入後藥

○代針丸 沈啟白 治膿成不潰

糯米 四十五 白丁香 半 番硇 半 另研 淨沒藥 半

淨乳香 半

先以礦灰拳大一塊置磁器時量入井水待其氣將息以末挖入灰中良久候末如水晶狀取出用之如末就再用前法取研細末和匀以飯丸麦子大每用一粒水湿粘瘡口上膏蓋其膿自出

替刀丸

草烏頭尖 番硇 白丁香

為末醋調點或為尖条

代針膏　腫瘍將潰用此一點即破瘡大者以
草蓖蔴剝為十字即潰出膿矣
碱滷一碗入硇砂旱蓮至半碗礦灰一塊俟
過百數至乳入砒霜降藥并銀朱和匀入
好醋研和放磁器中

〇針刀丸

杜酥末二錢用老汁洗　白丁香末一錢　巴豆七粒三豆去殼
為末麵和丸黍子大兩頭俱要尖

一方

白丁香 唾粘在腫癰軟處自穿一門

代針散 惡毒腫癰日久不出門用此即穿

春蠶 川烏

為末水調當門豆大一時即穿

一粒金丹 無名腫毒未成即消已成即潰

蜈蚣去頭足十條炙黃 月石半 斑毛廿个炙 全蝎廿个

冰片半 吳杜酥之

為末用麻油牙蔥滾入藥為丸綠豆大每用

一丸膏蓋之

野臺神丹 程雨亭

生大黃 五錢 番硇砂 錢 血竭 三錢 巴豆 十粒

廣木香 錢 膽凡 七分 公丁香 五 飛丹 五分

冰片 五錢 淨沒藥 五分 斑毛 半分 射香 五錢

白硼 五錢 番字實 十四个

以上為細末 杜蘇三錢 乳化開和勻收罐內

若口此治發背大瘍疔初起用針刺頭以
以少許點之再以小膏藥護之即消
針刀散　沈啓白　一切頑瘡內腐肉或瘰核不化瘡
口不合用此腐之
赤脂半　黄丹五　麝香一分　雞粉半
白丁香半　白礬五　乾姜鬆炙一条　淨乳香半
為細末糝瘰肉上其肉自化瘡若瘡口小
或痔瘡用糯米糊作條陰干紝入外以膏

蓋凡瘡口久不愈，內有膿管，必須以此瘡之
內服托裡之藥

替針丸 唐氏 追毒引膿，腐上之自潰

巴豆仁 七立 白丁香 七卜 金腳信 分
淨乳香 主 淨沒藥 半
為末，水調麵和，粟米大，晒。臨時用針插門
糁上，膏蓋

又丸 瘡後膿成不潰

香硇砂　陈仓米之　雄雀屎白而细直者是　四十九立

为末粥丸麦子大粘疮头上以膏盖之半晌

其麦自出

代刀丸　皮浅疮者

白丁香一字　香硇砂一字　水五合　淋汁入锅内熬

滤汁至二三合於碗内桑皮纸贴盖盏中

滤汁面上安定然后将糯米十四粒种在皮

纸上一宿即是　右为末极细糯米饭丸麦子

大每一粒末敲用津貼磨毒處淺安即破

萬應針刀丸

射六半　杜酥半　蟾粉半　血竭半

硇砂半　冰片分　吴蚣一对

為末丸

神秘提丹　蕙莊

蟾粉钱　射六半　人言钱　铜绿两

杜酥两　月石两　血竭朵　桔九朵

飛雄黄五分　辰砂五分　胆凡華　蝸牛七十个
吴蚣十条　乳香五分　没藥五分
為小丸如瘡疽皮厚不能自潰或殭内用
之膏蓋
攻口方　凡一切瘡疽内已成膿而其口不出即以
赤小豆不拘多少炙灰存性塗四圍自然口
出而潰矣
咬口膏　太乙膏攤好油紙上加

巴豆肉一粒　白丁香一粒　斑毛七个

研細和匀放瘡門上膏盖即瘡破[illegible]

代刀散　腫毒不破

胆凡一分　白丁香一分

為末或為小粒點之

咬牙膏

銅青五　乳香五　生木别粉五　草麻仁五

松香五　没藥五　杏仁五　巴豆仁五

打成膏每兩加入降丹一分打勻臨用取一粒
放頂上膏蓋潰剝換拔毒膏貼前屢後丹

無敵丹　癰疽一切腫毒惡瘡

桑柴灰置大缸內俟化白灰一斗棉紙襯
滴管內清滚水淋汁去汁味不苦澁鹹
別止茄科燒酒灰一斗淋汁如前法燒
灰淋汁如前三汁熬膏如稀糊為度
名三仙膏加碱水熬膏加入後藥

杜酥半溼化研　冰片二錢研　牛黄二錢研　淨沒藥一分人乳浸
銅綠一分研　乳香六錢人乳化研　青門二分　明礬二錢研
珠子二錢研　者硇二分五厘　月石二錢研　火硝二錢
飛辰砂一分　輕粉二錢　雄黄二錢
為末
針門散箭風　外傷木硬腫脹
杜酥一錢　射香六錢
研末以人乳調和敷腫處膏蓋自腫消

陲成六種

代針膏　惡瘡腫核紅暈已成膿不肯化口此代針

月石兩　輕粉兩　雄黃錢　蜈蚣一條

杜酥半　冰片少許　血竭兩　射香少許

為末加入蜜為膏瘡門小針挑破以藥些少

紙上剪貼次早膿自出忌鷄羊魚小麥麪等

移毒

遷木散 逸亭

天南星末凡疽生要害處以此藥塗之毒

即移於他處

南星膏毒發於險處塗此藥可使其瘍

移于他處不要險者

炒五棓二兩 草烏二兩 白芨二兩 南星二兩

川柏一兩

為末諸調塗

移毒膏

解天南星根不拘多少打爛以鮮生黄豆粉調敷于毒上留月移于不要緊處其效如神

雞眼

一方 北苏子四粒打碎上患處膏貼

一方 葯梅 蜆殼貼之半月即脫或為末膏蓋

一方 天 先去雞眼用吳松川生晒研末摻之膏蓋之即愈

一方

蕎麵五　大荸薺一斤　共照雞眼大成餅之一日

夜連根拔出

一方

荸薺一斤　蝦蟆半條　蕎麵六下

共打爛餅次日即脱

一方

荸薺一斤去皮 搗打　雄黄末　蕎麵五　蝦蟆一條

研末先刮下

張氏方 河豚目拌輕粉然器埋土中化水拔雞眼脫根

一方 荸薺切半個貼患處次晚再貼五六夜連根

一方 玄武撓破用生荸薺擦擦除根

一　象皮三分　皂角一条　煅令烟尽研末猪研另

皂角滚汁合前末涂之

跌打損傷

神寶丹 印 跌打損傷極重將死者有氣可救 三九

復印滇元

西珀屑 沉香 丹皮 地鱉蟲

肉桂 紅花 自然銅 蘇木

射香 乳香 沒藥 歸尾

為丸每重分 酒一丸 盡量飲之 醒後若失

孕婦忌之

奪命接骨至宝丹 薛生白

治跌打損傷臨死可救其功不可盡述如臨危症極險之有微氣者用一分老酒下或灌進嘴即活速服數次即愈鷄鳴時下屢有效驗

地鱉虫半（去頭炒）　淨乳香去油末　飛辰砂末

大黃半　射去八香　木耳炭末

飛雄黃末　歸尾末　紅花末

生没药末　黄麻煅末　骨碎补末酒浸

桃仁末　自然铜末醋煅七次　为末

一方　跌打损伤

当归下　红花末　赤芍下　乌药下

桂枝尖　灵仙下　寄奴下　桃仁下

独活下　骨碎补下　羌活下　川断下

五加皮下

水酒各一杯　煎服出汗愈

一方

苧麻端午日收和陳石灰打團晒乾收敷患磨折傷即時血止且易結痂如瘀血腹疼順流水絞汁服之血皆化水以生猪血試之自知秋冬乾叶亦可用

傷科八寶丹　跌打刀傷斧傷蔥椒湯洗拭乾敷藥不必裹

白芨五　芸六兩　輕粉末　兒茶末

樟冰母　冰斤下　淨乳香末　淨沒藥末

為末先將油化開次下黃蠟[illegible][illegible]樟冰兌

茶二三時

蒂揚衛王上仙鉄屑丸

鹿角霜　川斷鹽水炒　牛膝

胡桃隔炒　肉蓯蓉　黑棗去核

肉桂　淡吳萸鹽水炒　骨碎補

巴戟　炙草　鉄鏽煅三次

歸身炒炭 五味

為末醋丸酒下芥子大

傷科飛龍奪命丹

五加皮八分 赤芍三錢 歸尾一錢 血竭八分

射干三錢 土木別八分 蓬朮半 月石八分

川貝二錢 只寔三錢 杜仲二錢 補骨脂三錢

烏藥三錢 秦艽三錢 三稜一錢 辰砂三錢

桂枝二錢 元胡索炒 葛根二錢 青皮三錢

蕤子二钱　土狗十个　刘寄奴三钱　自然铜一钱（醋煅七次）
蒲黄三钱　前胡三钱　羌活三钱　肉桂二钱
木通八分　广皮二钱　桃仁一钱
为末陈酒下二钱，轻者一分五厘

○三黄宝蜡丸

刘寄奴三两　大戟三两　藤黄隔汤煅四两，或用豆腐煮
天竺黄三两（以胆星代亦可）　土鳖五两　水银二钱
水粉二钱　雄黄二两　净乳香三两　飞辰砂二钱

兒茶三錢 珀屑三錢 麝六分 歸尾兩錢

再以黄占廿四兩滚燙坐定將藥擾入不住手

攪勻取出每重五錢示溫下如外敷將藥用

香油煨化少許塗患處忌冷水生冷

陽和丸 打傷通身

山甲一兩 生附兩 茅术五錢 歸尾三錢

紅花錢 丹皮五錢 生地 烏藥三錢

桃仁尖 通草五錢 紅曲兩 黄芩五錢

山查 末

為末和勻為丸陳湯下

七厘散 三章回

晒姜黃 五分 淨乳香 六分 淨没藥 五分 川烏 五分 泡去皮尖切晒

取出離火方下乳没等味俟冷又下冰片輕粉

生肌最妙 凡磨亦妙

小七厘散 傷科用

地别名 主 淨乳香 六分 淨没藥 八分 大黃 末

血竭五　骨碎補五

為末丸每服不空心酒下

七厘散

金刃跌打損傷骨斷筋折血流不止者先以此藥七厘沖燒酒服之量傷之大小再用燒酒敷如傷過重或人言食顙割斷不必用鷄皮包紮急用此藥乾摻傷處定痛止血立時見效傳自軍營有起死回生之功

辰砂二钱　冰片二钱　净乳香一分　麝香三分

血竭五钱　净没药一分　红花一分　兒茶一钱

為細末，端午日合，黄酒送口，勿泄氣，服不過七

凡孕婦忌之

八厘散　接骨打傷

地鱉虫一钱焙　净乳香一钱　雄黄一钱　當歸一钱酒洗

巴霜一钱　砂仁一钱　半夏一钱　净没药一钱

血竭一钱　赭石[illegible]

每服八厘小兒三厘酒下

加味八厘散　跌打損傷

自然銅五錢醋淬七次　淨乳香五錢　當門子三分

歸尾五錢酒洗　肉桂五錢　阿魏五錢

地鱉蟲去頭足酒焙　淨沒藥五錢

共為丸入太乙膏貼或作摻藥

滅痕丹　去朴打疤痕

半夏末水調塗之一宿即去

一方　跌打瘀血

菴閭子煮汁服亦可為末服

獨神散　跌打傷痕紫黑有瘀血流住占甚者

大黄末敷之

一方　跌打

生蒲黄煮濃汁沖童便同飲之

周身打傷方

大生蟹一只小者三隻打爛熱酒沖服極醉

一夜即安

打傷腫疼

生姜自然汁米醋合一杯牛皮膠用熬溶入馬勃末不拘多少攪勻如膏以紙攤貼腫處即效

一方列

胡桃二十濕草紙包為末陳皮煮膏效畢

調胡桃末酒下之服效

地鱉紫金丹　專治跌打損傷接骨入髓遠年

内傷奉發面黄肌瘦四肢無力
地鱉虫八分　月石八分　土狗三分　澤蘭一錢
飛辰砂一錢　桂枝一錢　當歸尾二錢　丹皮三分
寄奴一錢　川附半　蓬术三分　射干一錢
苏木一錢　赤芍一錢　紅花一錢　桃仁半
血竭八分　川斷半　靈仙八分　肉桂一錢
秦艽一錢　牛膝一錢　青皮一錢　川貝一錢
五加皮半　廣皮一錢　只殼一錢　元胡索半

補骨脂錢 葛根三錢 木通三錢 杜仲三錢
骨碎補錢 蓮子二錢 三棱四
五灵脂錢 羌活三錢 蒲黃二錢
為末每服三分或二分陳酒下

○黎洞丸 見流注門

樊芳台傷科丸藥

女貞子 澤瀉 覆盆子 牛膝
鹿銜草 杞子 石菖蒲 红花

金櫻子　杜仲　巴戟肉　蛇床

骨碎補　皂莢　毛姜　梔仁

破故紙　木瓜　蘆薈　首烏

延胡索　赤芍　紫金皮　陳皮

兔絲子　細生地　鹽製半夏　料豆衣

山藥　龜板

為末丸

金寶丹　瘀血停阻于絡

落得打　桃仁　灵仙　络石藤
净乳香　枣枝　寄奴　地鳖虫
忍冬藤　山甲　归尾　胡桃
牛膝　丹皮　红花
苏木　香附　乌药
为末，猪脊髓水泛丸

平遠樓傳秘方目錄

浸淫瘡

白秃瘡

凍瘡

漆瘡

瘋

爛皮風

白屑風

痘

濕毒瘡　膏風

翠雲散　濕瘡乾摻乾則猪胆汁調點每日三度

銅綠半　輕粉兩　煆石羔兩　胆凡半

為末

鵞黃散 莘田　濕毒瘡

綠豆末兩　清石半　川柏三　輕粉三

為末研摻

氷連散 莘田　濕毒瘡

川連 两　蛇床子 半　五棓 两　川椒 三
輕粉 三　枯凡 半　川柏 半　冰片 分
為末

○

清濕丹　治濕瘡陰汗濕痒
甘石 一两半 煅　蛤粉 两
為末摻之

琥珀散 袁印文　治黃水瘡亦治大潰即芙蓉散 辛酉

絳丹　飛滑石　煅石羔　為末

玳瑁散　一切湿癣疮癣胎毒敷上即消

飛鉛粉钱半　炒松香一钱　白占一钱　入髮少许同煅

青黛一钱　炒黄丹一钱

。翠珍散　華田

銅綠钱半　煅石羔一钱　鉛粉钱半　胆礬钱半

為细末猪胆汁调

賽珠膏丹　黄水疮水多痒甚亦治爛皮風

飛生赭石一分　為末麻油调

○拔毒灵丹 毒重分量照上倍以拔毒即轻用丹以滑石拌和则渐次收功矣

飛緯丹重两轻半 石羔半 滑石

湿風瘡

一方

陳蚕豆壳晒乾爲末麻油調

一方 刘

川柏末　滑石末　生石羔末　青黛末

寒水石末　冰片下

爲末乾掺用麻油調

血風散　血風爛腿

烟羔 红土火煅 水龙骨等分

为末桐油调敷间日一换

石粉散 或作夹纸膏

制甘石两 白芷半 白腊钱 甘草半

轻粉钱 为末熟麻油调

红霞散 两足腿红肿出水

黄连膏调太清散摊油纸上贴之

四应膏

大黄五钱　石羔五钱　黄占五钱　桐油四两

先将黄占桐油化后熬丸再入石羔大黄

熳〻投之搅匀冷一日其膏成

紫黄膏 刘　治血风疮

烟紫甘蔗皮八分　雄黄三钱　蛇床子三钱　烟膏三钱

陀僧三钱　樟丹三钱

为末菜油调涂棉纸贴

臁瘡

馬宝丹

馬勃[illegible]

先以馬勃煮湯洗淨以末摻之

黑丑散

旧煽牛皮掌子取下切碎瓦上煅存性為末

麻油調

白璧丹　臁瘡不乾

白善土煅研末生油調塗

○青陝夷膏

煆甘石兩 白歛半 甘草分 飛黛二兩

白占半 氷片下

為末小青油調作

○苹英散

煆甘石半 血竭三 為末

玉麟丹

臁瘡爛膀

醋煆七次 上甘石研細細末 麻油調 日換 取愈

白玉丹

滑石两　生甘草两　萆薢两　白歛半

為末乾搽

出脾膏

鮮猪油斤去膜打爛，加入三黄煅上甘石半，或買

眼藥甘石粉半，六妙樟冰研細末，再用猪

油打匀和攤夾油帋内，貼臁瘡極靈

一方

灶内黄土年久者研细末以柏黄丹赤石脂

轻粉等分為末清油调入红绢内贴之勿

动数日愈纵痒忍之

珊瑚散膏

煅龙骨三钱 赤脂三钱 栋芸三钱 血竭三钱

為末用香油一两入血馀一小团熬枯去渣

入黄占一两芸香溶化離火再入药末搅

八仙膏 臁疮

松香 血竭各 枯凡各 冰片下

赤脂各 輕粉各 射六下 銅綠分

爲末和同桐油調攤貼

臁瘡夾膏法 貼此圍麵糊黏住三日一換膏

炒絳丹 兜茶 雄黄 炒五棓

輕粉 淨沒藥 血竭 枯凡少許

銀硃

先以葱椒湯洗

千槌膏 魚琴 治臁瘡

嫩松香四兩 銅綠二錢 樟冰三錢 枯礬四錢

打時槌上抹桐油少許一氣打成膏

坐板瘡

珍珠散

煆蚌壳灰研細末冰片少許摻上一二次

一方

川椒　蜂房　松香　蛇床

大風子肉　苦參　輕粉少許　枯凡

雄黃

為末香油調濕者乾摻

一方　飛麵研　文蛤研　焙乾為末

一方　乾西瓜皮一錢　兒茶一錢　為末

。善應膏　上好藥舖之

臁瘡

濕毒雄黄散 劑

煅牡蠣 兩 雄黄半 赤脂半 川柏 兩

輕粉半 冰片下

為細末塗之

青雲散

青黛半 輕粉錢 乳香 兩 松香 兩

為末麻油調

除湿散 為末搽

石羔二两 轻粉二钱 川柏一两 滑石一两

收湿散 湿瘡不收搽之

煅牡蠣一两 為細末

一方

五棓十文 窑煤少許 白占十文 雄黄

為末麻油調

珠黛散 亦治热毒

蚌粉兩　青黛半

為細末

五川散

五棓子　川柏子

為細末

。印氏方　并治沿皮蛀黄水瘡

烟膏　川柏末　大黄　蒼术

等分為細末

收濕散 下部濕痒

大黄三分 川柏三分 木瓜三分 滑石三分

蒼术三分 蚌壳灰五分 石羔十分

為細末

一方 治濕

緯丹五分 赤脂六分 煨石羔十分

為細末

五珍散 禹山

苦参两　独活两　桔凡半　蛇床子两

大风子两　为细末

黄石散

生大黄两　石羔两　为末麻油调

一方　坐板疮

松香　雄黄　苍术

为细末

一方

蛇床子 雄黄三钱 川椒三钱 蓖麻肉四粒

白凡钱

烛油猪油浸一夜布包裹搽之

一方

白凡 蜈蚣 全蝎

桕油猪油调涂治臁疮

疥

○揖讓散　疥先以蒼耳草煎湯將藥香油塗

蛇床子 兩　雄黄 研，兩　白芷 五錢　斑毛 廿個 去翅足

芸香 兩　銅勾藤 醋過　吴茱萸 五錢　寒水石 兩

川連 兩　狗脊 兩

共為細末

○烏龍散 馬蘭清

蛇床 四兩 炒黄　枯凡 五

為末麻油調塗

白龍散 治瘡濕瘡年久不效

蛇床錢 明凡錢 樟冰錢 雄黃錢

為末和大風子肉油調

○麻黃膏 天

麻黃五錢 斑毛三錢 大風子油一兩 細生地一兩

紫草半 猪油一斤

將油同煎枯去渣加蛇床兩 枯凡三錢 川椒半

焙乾爲末收入油内

石蛤散

川柏半　甲末分　蛤壳钱　寒水石钱

灶底钱　生地分　辰砂分　生犀半

陈松花分　鉛粉分　生石羔钱　滑石钱

雄黄分

爲末塗之

靖瘡膏 明和

斑毛七个　蝦蟆瓦钱　猪油另 三味合打

麻油钱　白糖三钱　大風子肉 四十九粒三味 同後下

五宝散

陳白臈　陳西油　枯凡　永斤

大風子肉

〇

鹿驪散 沈聲菊 治疥

鹿离生伏戟山他處向有或在室波草藥

擲上買之切斤晒磨末麻油調山比人云極灵

雞鉅散

雞脚大黄切片晒乾爲末熬熱猪油调和

塗之數次

絳雲散

黄芩末黄連膏调塗

金錢散

番木鱉菜油调

黄龍散

蛇床子為末猪油調之或先將蛇床炒黑

黎和散 馮蒲清云極炅

黎芦為末麻油調之

湯疥散 殺蟲

蕪荑二錢 雄黃二錢 飛凡二錢 吳茱萸五錢

蛇床二錢 生凡一錢 寒水石二錢 川朴二錢

川柏二錢 蒼术半 剪草五錢

共為細末

秋霜丸 疥痒甚

蛇床子另 苦参末

疥疮膏

吴萸 焙油 枯凡 研底

文蛤 麻黄

猪板油熬膏去渣

金蛇膏剂

大风子肉八分 斑毛猪油熬枯去渣十个 麻黄八分

明凡兩　豬油二斤　蛇床殼五錢

煎去渣濾清入黃占

。冰連散 草田

胡連兩　蛇床子錢　川椒錢　冰片分

川柏錢　桔凡錢　五棓子兩

共為末和勻再研細末

一方

麻黃錢　草麻子肉三粒　大風子肉三粒

蛇床子半　板油兩　川椒半

紫草半

煎藥入內熬枯去渣搽瘡三四日愈

麻黃膏天　一切瘡

麻黃四兩　蛇床殼五条　草麻仁二兩　猪油兩

風子肉四兩　班毛五十个 去翅　麻油二斤

溶化去渣將麻斑蛇煎枯去渣以草麻肉

打爛成油和入油內

一方　臁疥瘡

吴蚣　猪油　大風子肉

全蝎　四味布包火上烘油出之火塗之

珠粉散　兩臂腿灣生瘡痒疼濕爛經火不愈

煅陳明瓦為末麻油調之經宿愈

五倍散

五倍子　茶末

為末擦之

一方

麻油一兩　以柏油一兩　猪板油四兩　風子肉油一兩

斑毛七个

同入勺煎枯

一方

以鑵研末麻油調

一方

土黄連五錢　雄黄三錢　吴蚣一條　牛蒡五錢

白凡三钱　大風子肉半斤　猪油开

打爛塗之

黃水肥瘡

○青蛤散

青黛三 蛤粉兩 煅蚌 煅石羔兩 鉛粉半

川柏半

為末和勻

珍珠散 黃水瘡濕癩爛皮風神效

煅丹石分 飛

研細末

黄金散　湿毒黄水疮

川柏分　熟石羔分

共研为末

白湿毒散

石羔钱　光粉钱

共研为末三仙丹二钱口

一方　风湿诸疮

五棓子　白芷子研末掺之乾麻油调

参术丹 黄水疮

苦参 苍术 以柏

等分为末麻油调涂

二金散

烟胶 以柏 大黄 苍术

为末柏油调涂

一方

海螵蛸半 五棓炒钱 枯矾钱 儿茶钱

赤脂一分 黄丹一分 鉛粉一分 陀僧一分

為細末

火漆丹

煆甘石半 川柏一兩 青黛半

為末麻油調

丹青散

青黛一分 川柏一分 熟松香一分 貫仲一分(晒)

銅綠一分 緯丹一分 為細末

程仰山滕灵丹

茅术二两　土基一钱　蛤蚌一钱　为末

應驄散　原治口瘡痛

五倍三钱　寒水石三钱　蒲黄三钱　黄丹三分

为细末

三黄散　治肥瘡黄水瘡延上風癣

白芷三钱　川连三钱　铅粉一钱　绛丹三钱

川柏三钱　茯苓一钱

為末麻油調

一方　一切濕瘡禿瘡

松香炒　麻黄丹炒　黃丹炒　鉛粉半炒淨勿沾鉛氣

青黛　白九末入髮灰以枯為度

青莁敬　天泡黃瘡

以柏　飛黛　煅石羔

一方魚

炒五棓　松香　緯丹　枯凡等分

為末香油調

一方

緯丹　松香　箬葉灰　飛凡

香油調

五神丹

枯凡才　五棓才　花椒才　煆紅棗才

緯丹三

為末麻油調

一方

煅枣子　五倍煅　松香

为末菜油调

石青散

煅石羔二钱　龙骨二钱　松香二钱　川柏二钱

鸡子黄熬油调

一方

黄狗子煅末麻油调

一方 肥瘡

血餘研 川椒研煅灰

為末香油調

二粉散華田 黄水瘡

寒水石煅 蛤粉 為末

一方

千年陳石灰 古橋古塔之石灰研為末

麻油調

○柏葉散 華田

此瘡不可水洗以竹帋挹之麻油或加

柏油調翠鳳玉麟丹塗之效

一方

川連 雄黃 松香 川柏 各本

人中黃又 青黛又

共為細末